これで解決！
シゴトとココロの問題

公認心理師
臨床心理士
廣川　進 著

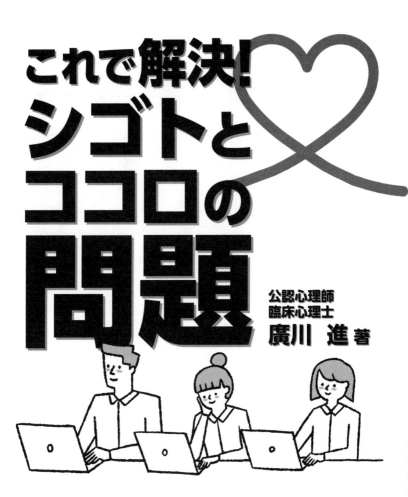

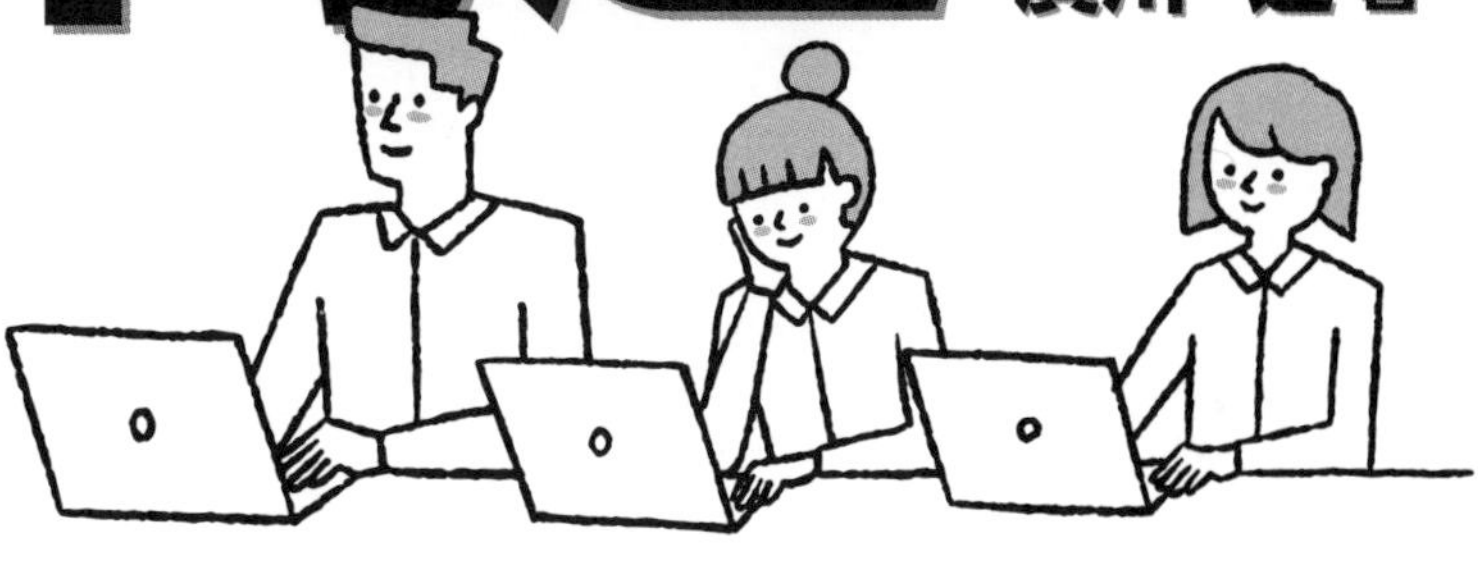

労働新聞社

はじめに

現在、働く人々の職場環境や人間関係は、コロナ禍を経験し大きく変わりつつあります。オンライン化、リモートワークの普及は働く場所と時間の制約が少なくなるなど、可能性も広がりました。一方、これらの急激な変化に適応し続けることは、多くの人のストレスも高めています。

うつ病・躁うつ病の患者数はコロナ前の２０１７年には１２８万人[1]でしたが、うつ症状を有する人の割合は、コロナ前（２０１３年８％）から２０２０年には2倍以上（17％）に増加しています。[2]自殺者も十数年ぶりに増加（2万１８８１人）に転じています。[3]

景気はといえば、物価は上がるのに賃金が上がらない「スタグフレーション」が続く中、経済的な不安も高まっています。

1　厚生労働省「患者調査」（２０１７年）
2　経済協力開発機構（ＯＥＣＤ）「メンタルヘルスに関する国際調査」（２０２１）
3　厚生労働省「令和４年中における自殺の状況」（２０２２年）

雇用をめぐるトピックも、若年層の早期離職、ジョブ型雇用の試行、リスキリング、ミドル・シニア層のモチベーション低下等、すべての年代が変化にさらされています。これらの変化への不適応のケースも増えて、職場のメンタルヘルスの状況は悪化を続けています。そして、その特徴は軽症化、多様化、慢性化と言えるでしょう。

職場で対応に困る例として増えてきたのが、「発達障害グレーゾーン」（診断がつくほどではないがその傾向があるタイプ）と、「適応障害」です。単なる休養、休職や薬による治療だけではあまり功奏しにくいケースも増えています。従来どおりの職場のメンタルヘルスの基本の対応をやっていただけでは、かえってこじれてしまいかねない事例も散見されます。メンタルヘルスの教科書にいう「疾病性」と「事例性」についてもあらためて捉え直す必要も出てきたと言えます。

そんな状況の中、この本を読んでいただきたい想定読者は、職場のメンタルヘルスの担当者、人事・労務、衛生管理者、産業保健スタッフ、産業医、看護師・保健師、心理・

キャリアカウンセラー、経営者の方々、さらには、このテーマに関心ある幅広い一般の読者の皆様です。

この本の特色は、以下です。

(1) (当然アレンジしているが) 職場で実際に起きている対応の難しいケースをできるだけリアルに再現した質問を設定している。

(2) 「対応のポイント」と「絶対NGなこと」を整理し、平易で具体的な解決策を提示している。労働新聞社WEBに連載しているQ&Aを元にしたインタビュー形式の動画『これで解決!シゴトとココロの問題』をベースとして書籍化している。

(3) 解説の視点が、本人と組織の双方の利害のバランスを考慮しつつ、産業医を始めとする産業保健スタッフ、人事・労務、心理職など多角的な視点に立っている。

(4) 巻頭対談として数多くの会社を担当する産業医専門医として活躍する東川麻子先生とウィズコロナ時代の職場のメンタルヘルスに対応するヒントを収録している。

(5) 人事も含めて企業経験が20年近くあり、臨床心理士養成の大学院で教員として13

年間、産業メンタルヘルスの現場で20年以上、カウンセリングや組織コンサルテーションの経験のある著者が、働く現場のリアリティと心理とメンタルヘルスの専門性を重ねて、解説している。

本書を手にした方が、職場でのメンタルヘルスの事例に対応する際の知識とヒントを多く得て、より健康で幸福（ウェルビーイング）な職場環境を築く手助けとなることを願っております。

最後に、本書の刊行にあたりましては、突貫工事で編集にあたられた労働新聞社出版事業局の伊藤正和氏と動画の企画制作を担当された同社編集局の西功氏に深謝いたします。

2023年11月

廣川　進

第１章　最近のシゴトとココロの問題
～産業医と公認心理師の対談～

1. コロナ禍を経験し、これまでと変わってきたこと

廣川　これから産業医の東川麻子先生と対談していきます。さて、ここ数年はコロナが話題になることが多かったですが、職場で従来と変わってきたことはありますか。

東川　リモートワークが増え、明らかにコミュニケーションの方法は変わってきたと思います。まず、コミュニケーションの方法が変わったという環境の変化に慣れない人がいて、そして、コミュニケーション自体がうまくできるかという2つの大きな問題があります。

　最初の1年ほどは、環境の変化に慣れない人も時間とともに慣れていき、3年以上がたった中で、その状態はかなり脱してきたので、次はコミュニケーションの方法の変化や、コミュニケーションの頻度の変化が課題だと思います。

廣川　リモートワークが増え、Ｚｏｏｍ等の会議になり、職場で一堂に会することが月に数回しかないなど、物理的な接触時間と面積が減ってきていることの影響は何かありますか。

東川　若い人、転職してきた人、新しく異動してきた人への影響は大きいと思います。肌で感じる雰囲気や、企業の文化はリモートワークでは分かりにくいので、この職場は何となくこのようにしていたらいいという微妙なニュアンスが伝わりにくいです。

指導する側が教えていても、一から十までを言葉にして教えるのは難しいので、どちらが悪いということではないのですが、しばらくたってから、このようなことも分かっていなかったのかということが起きやすい状態です。

廣川　コロナ禍前から関係ができている人たちがＺｏｏｍ会議やリモートワークに移るのとは異なり、そこへ後から入ってくると、雰囲気や風土が伝わりづらく、輪の中に入った感覚がないままに1年が過ぎてしまいます。歓迎会もしてもらわないうちに、次の人が入ってくることも起きています。

そのギャップを埋めるために、新入社員も含め、リモートワークになってから異動してきた人との、コミュニケーションの質を変えていかなければいけないのでしょうか。

東川　最近は出勤率を戻す会社が増え、そこには賛否両論がありますが、ある一定の出勤率は必要だと思います。ただ会社に来て、仕事をしていればいいということではなく、黙々と仕事をするのは家でして、出勤をするのはコミュニケーションのためだと割り切り、デスクに向かう時間よりコミュニケーションを図る時間に充てるなど、同じ出勤でも、一人ひとりの意識や、管理職の働き掛けは変えていかなければいけないと思います。

廣川　いわゆるＧＡＦＡなども出勤する形態に戻していると聞きます。最もリモートワークが進んでいた会社が、一周回り、戻ってこない人は解雇するというほど、かなり強硬な方針を採り、実際に出勤するのを大事にする方向に戻っています。

東川 戻っていると思います。会社が嫌いであったり、コミュニケーションが苦手であったりで、コロナ禍のリモートワーク中心で助かっていた人も一定の割合でいました。そのような人が、戻ってきなさいという方針になったときに、戻りたくないと拒否したり、戻ることで体調不良になったりする例があり、最近、出始めている課題です。

廣川 その扱いはかなり難しいですよね。

東川 会社が方針を示すことが大事です。コロナ禍では、なし崩し的に何となくリモートワークに入り、何でもありという雰囲気になってしまっているので、ここで一度、仕切り直しをし、自分たちの会社はコミュニケーションをどのように考えるか、どれぐらいの出勤をし、何をしてほしいということを、会社側がしっかり言うべきだと思います。出勤率の数字だけを言うのではなく、コミュニケーションがどのようにあるべきかを、もっと上層部から発信してほしいと思います。

廣川 狙いや目的や、なぜこれを戻すのかということも含めて、仕切り直しが必要ということですか。

東川 はい。上層部もあまり考えていないかもしれません。

2.「適応障害」診断書増加への対応

廣川　2つ目に進みます。会社に出される診断書で、現在は適応障害が多くなってきています。また発達障害の診断も診断書としては多くないかもしれませんが、事象としては多くなっていると思います。あるいは、自分から発達障害の診断書をもらい、会社に交渉に来ることもあります。そのように増えてきた障害に対応するときのポイントはありますか。

東川　多くの会社では、適応障害という診断書が出て、上司や人事担当が騒ぎはじめ、取りあえず休ませます。しばらくして復帰可能という診断書が出て、どのように戻すか、どのように働いてもらうかと慌ただしくなる例が多いと思います。適応障害という診断書が出て、ただ休ませるという通り一遍の対応をするのではなく、なぜ適応障害という診断になったのか、どうして適応できなかったのか、もっと踏み込んでもいいと思います。

廣川　おっしゃったのは、教科書的に言うと疾病性と事例性のことだと思います。適応障害という診断名の疾病は、診断基準が厳密にあるのですが、実際に診断がつくときは、かなり幅広くなっていると思います。おっしゃったように出来事として、不適応の発症のイベントが何なのか、不適応で困ることや症状など、具体的な事例に即して把握していくことが、解決の糸口になるということですか。

東川　はい。しっかり対応している会社は、適応障害という診断書が出たときに、その人の普段の働きぶりや、上司の評価や、休む前に特別な出来事があったのかを聞くと、現場でヒアリングをし、このようなことがあった、この人はもともと仕事の評価が良いとか、アウトプットが低かったというような情報がすぐに出てきて、メンタル不調者の対応が上手だと思います。

逆に、聞いてもよく分からないと答え、現場の意見を聞いておいてくださいというと、誰に聞けばいいかなどと人事担当が言うケースもあります。それでは全く状況をキャッチできていないし、そうすると適切な対応もできていないので、人事担当には、まず情報を集めてくるように話します。

三者面談で本人と面談をしても、情報がないと全く分かりません。中立な立場で聞きますが、会社の言い分と本人の言い分は異なり、本人は全く違う捉え方をしている例もあるので、少なくとも会社がどのように考えているかは大事な情報だと思います。

廣川　メンタルに問題のある診断書が出てくると、腰が引けてしまうところもありますね。

東川　そうですね。触れてはいけない雰囲気があります。

廣川　個人情報なので、そこについての踏み込んだ質問や情報収集自体をしてはいけないような、自己規制のようなものが働いてしまいますが、それも必要なことだとは思います。

東川　それらの情報収集をもとに、繰り返さないための一定の対応が必要です。治療のために必要かというと、休んで体調さえ良くなれば、必要ないかもしれません。会社によくアドバイスすることは、元気になり、復帰することがゴールではなく、復帰し、その後も元気に継続でき、働き続けることがゴールなので、そのために対応を考えましょうということです。

廣川　職場適応しやすいようにするための必要な情報を集めているので、本人にとって利益にもなることを十分説明がする必要もありますね。

東川　企業には本来、そのような文化があり、最も典型的なのは労働災害の事故です。労働災害が起きると、どのような労働災害が起きたのか、なぜ起きたのかを細かく分析します。その文化をメンタルヘルスの適応障害に導入すると、もっと発展的にいい方向へ持っていけるのですが、その動きがないのが不思議なところです。

廣川　メーカーなどでは、伝統的に労働災害への適切な対応ができているところが多い印象ですが。

東川　いわゆる、「なぜなぜ分析」を入れて、どんどん掘り下げていきます。

廣川　それがメンタルヘルスの分野では、同じ会社でも進んでいないのですか。

東川　同じ会社でもそこはタブーなのか、個人の問題に触れてはいけないという風潮がありそうです。例えば、夫婦関係が悪いなどプライベートの悩みを掘り下げろと言っているわけではなく、普段の働きぶりなど仕事に関係したことなのですが。

廣川　それは発達障害についても言えることかもしれません。診断書が出てこないことのほうが多いので、最初に事例性からスタートしないと始まらないと思います。

東川　診断のついていない発達障害の場合は、入社してすぐに分かる場合は少なく、入社して10年、20年たってから分かる場合も多いと思います。私が経験したのは、入社30年たってから気がついて、障害の認定を取ったという方もいました。

　個人的に、この人は今までどのように働いてきたのかを知りたいと思うので、人事担当にストレートに投げ掛けると、問題解決に積極的な会社は、現在の所属だけではなく、さかのぼって前の所属の上司に聞いてくれ、過去の所属歴を出し、このような仕事をしていて、当時の評価はそこまで悪くはなかった、などという情報を提示してくれます。そうすると、この人はこのようなタイプの仕事は意外にできるのではないか、営業になりコミュニケーションの多い仕事になってからよくない、などの事柄が見えてきます。発達障害と診断が付いたので大変だと、診断だけが独り歩きをしているケースもあるので、できていたときがあるのであれば、そこを掘り下げる必要があります。

廣川　発達障害は非常にバリエーションがあるので、うつ病ほど症状が共通していません。その人にとっての得意不得意や、先ほどの営業になってから調子が悪いのではないかなどということを、さかのぼって周囲に聞き取りながら行っていくということですか。

東川　はい。ＩＴ化が進み、パソコンでの仕事が増え、本来していた仕事がなくなっている例もあるので、必ずしも過去の適応が先々の勤務の安定性につながるとは限りませんが、その人の発達障害の傾向を見て、特徴を捉えるには有効だと思います。人事担当との連携は非常に大事です。

廣川　先ほどのコロナ禍の話ともつながることですが、大きく環境が変化した後に、発達障害の人はすぐに適応しづらいこともあります。

東川　なかなか仕事の仕方を変えられないです。

廣川　ダブルで問題が起きていて、本人のこだわりが強く、すぐには切り替えられない特性の上に、職場環境そのものが激しく変わってきている要因が重なってきている点はもう少し酌量してもいいかと思います。

東川　会社がその問題をどれぐらいしっかり捉えているかが重要です。リモートワークは皆が普通にできて当然で、コミュニケーションを図るために与えたツールを、皆がうまく使えるというのが前提になっていますが、それに適応できる人とできない人がいるので、さまざまな選択肢を用意できるといいと思います。

3. 関係者の連携はどうはかるべきか

廣川　３つ目のポイント、関係者の連携に移ります。本人、家族、上司、健康管理スタッフ、人事担当、主治医など関係者の登場人物が、共同連携していくことが必要になるケースが多くなっていると思います。その中でのポイントは何かありますか。

東川　連携がうまくいかないケースとして、個人情報を他職種に共有しないという方が多いと何も進まないと思います。まずは情報共有をどのようにすべきかをしっかり決めておくことが、うまくいくコツだと思います。

廣川　先ほどの話にもつながるように、メンタルの情報の取り方、使い方はどうしても腰が引けてしまい、踏み込んではいけないのではないか、あるいは他に渡してはいけないのではないかなどと考えて、特に心理職は抱え込んでしまう傾向がまだ強いかもしれません。「集団守秘」という考え方も出てきているように、ケアする人たちがチームで情報を共有していく考え方があったほうが、進むことは多いように思います。

東川　はい。面談者との信頼関係が大きいですが、しっかりと説明してあげれば、関係者間の情報共有を嫌だと言う例は少ないと思います。なぜ必要かをしっかり説明してあげるといいと思います。先ほどの業務の調整などをしていく上で、産業医だけが知っていても、私には人事権もなく、力もないので、人事権のある人事担当に説明をしていかないと、この問題は進んでいかないという大前提を説明すれば、この部分だけは伝えてくださいと言ってくれるので、私たちが専門職として、丁寧に説明することが大事です。

廣川　産業医がいて、看護師や保健師がいて、心理職がいて、キャリア相談室にはキャリアカウンセラーもいる中で、キャリアも含め、専門職間の連携をしたほうがいいケースもあると思います。復職支援一つを取ってみても、総合的なサポートの中で、産業医がリーダーシップを発揮する場面も多いと思います。その中で苦労していることはありますか。

東川　会社のことなので、最終的には人事担当主導でさまざまなことを決めたり、動いたりしていくほうがいいと思います。人事担当が責任を取りたくないというと大げさですが、主治医がこのように言っている、産業医がこのように言っているからといって、会社としての方針を決められない人事担当もおられます。

また産業医が無理だとは言わずに、このような環境を用意してこのようにすればできるかもしれないという意見を出すと、返答に窮します。それは駄目ということを含んでいるのですが、人事担当としては駄目だと言い切れないので、煮え切らない、決め切れない、責任を負い切れないということで、あいまいになってしまうことがあります。

産業医がさまざまなことを一生懸命にしても、最後に人事担当がいい加減で一貫性がないと、とばっちりを受けることもあります。ひどい人事担当では、産業医がそのように言ったと責任逃れをします。それは他の医療職も同じだとは思います。医療職が言ったということではしごを外されると、会社と医療職との関係性も悪くなるし、患者との関係性も悪くなり、さまざまなことがうまくいかなくなるので、鍵は会社の人です。

廣川　時々、聞くことがありますが、節目節目で人事担当が言わなければいけない最も肝心な厳しめの言葉を、産業医に言わせたり、心理職に言わせたりして、憎まれ役を避けるところがあるので、そこは腹をくくり、人事担当には人事担当の仕事をしてもらいたいですね。

東川　大体の医療職は外部の人間なので、社内の人事担当が言わないと意味がありません。外部の人が厳しいことを言っても、ただ言っているだけになってしまいます。多職種連携で役割分担をして、産業医からはこのような話をし、人事担当からはこのような厳しい話を本人にし、医療職がフォローをするという段取りまで打ち合わせて三者面談に臨むのに、結局、最後まで人事が厳しいことを言わずに中途半端に方向性を告げて終わることがあります。

廣川　あらかじめ打ち合わせをしていたのにもかかわらず、言わないのですか。

東川　人事担当が言えないケースは割とあります。人事担当が全て責任を取るというよりは、人事担当が言い、経営者が責任を取るという役割分担をしておかないと、ビジネスパーソンとしてはここまで背負えないというケースもあります。そのため、専門家を入れて、経営層と人事担当との役割分担をもっとしっかり決めていくほうがうまくいくと思います。

4. 産業医が見る最近の傾向

廣川　最後に、産業医をされていて、最近、不思議に思うことや驚くケースなどがあれば、教えてください。

東川　最近のポイントとして、若者の傾向が変わってきていると思います。産業医は、本来は従業員と対峙するだけですが、親が積極的に出てくる場合もあれば、会社として埒《らち》が明かずに、身元引受人である親に連絡をし、問題解決をはかる場合もあり、昔からは想定できないような、家族を巻き込んだケースが増えてきていると思います。

他には、若者のキャリアの相談も増えてきました。辞める理由として、昔は、この仕事がこれほどきついとは思わなかった、自分が能力不足で付いていけないというものが多かったのですが、現在は、軽い雰囲気で「何か違うと思う」と言ったり、産業医に対して、自分にはどのような職種が合っていると思うかを面談で聞いてきたりします。

入社試験のときに考えなかったのかと聞くと、取りあえず、進路指導の人に勧められるままに決めたり、周りの人がここはいい会社だと言ったから決めたり、親に言われたから決めたりしていて、何も考えずに入社し、入社してから産業医に相談するのです（笑い）。

廣川　「何か違う気がする」と言うのですか。

東川　上司とうまくいかないなどに対してはアドバイスできますが、何か違うというものに対する答えを用意していないので、こちらも困るのです。何か違うというものに対しては、大学の進路指導担当に相談してみてはどうかという答えしかありません。

廣川　辞める時期は早くなっていますか。

東川　最初の1カ月で辞めることもあります。研修を受けていて、何か違うと思うようです。研修でさまざまなことを覚えさせられる中で、現在はコストパフォーマンスとタイムパフォーマンスを重視するので、これほど苦労して覚えて、自分の将来に、ここでの仕事に役に立つのか、このようなことをしたくて入ったわけではないと思いながら、研修中から何か違うと感じているのです。

先々に役に立つかもしれないという話をしても、具体的に何がどのようにつながっているかを説明できないと、必要になったときに「学べばいい」と答えられることもあります。無駄だと思ってしまうのでしょう。どのようにそれを教育するかということで、産業医として、教育する側や上司に、今どきの若者はこのように考えるので、受け入れる側のスタンスや考え方も変えて臨まないといけないという教育はしています。

廣川　なぜ、今、これをさせるのかということについて、昔はそのようなことを説明されなくても、ただ、しなさいと言われるがままにやっていたものですが…。

東川　不服と感じながらも口には出さずにいました。

廣川　現在は、今やっていることは、将来の君のキャリアのこれにつながるというようなことを説明しないと、納得してやってくれないということですかね。始まってきた「ジョブ型雇用」が広まれば、ますますそうなっていくかもしれません。

東川　昨日、会社の人事担当にその話をしたら、それほど甘やかしていいのかと言われました。それほど優しくするとつけ上がるので、そのようなことをし始めると切りがないのではないかと、人事担当は思っています。

廣川　私はそんなとき、「急がば回れ」と言っていますが、結局、そこを丁寧に対話して信頼関係を作った上に、指導していく形を取ったほうが、お互いのいい結果につながるのではないでしょうか。昔通りに突き放してばかりだと、巡り巡って自分たちも苦労が減らず、早期離職や休職者が増えたり、人材確保に苦労しかねません。

東川　手間が増えていきますよね。もっと企業間で情報交換をしてもいいと思います。私は複数の会社を担当しているので、それぞれの会社で話をしますが、どこも同じような共通の悩みを抱えています。他の会社も同じだと言うと、自分の会社だけではないのかと言われるので、企業間の情報交換をし、世の中の傾向が分かる機会があるといいかもしれません。

廣川　リモートワークで就職活動もしてきている人たちは、研修もリモートワークでしていて、コミュニケーションの取り方をかなり変えていかないと、定着が悪いです。そこもメンタルヘルスの分野と絡んでくるのだと思います。コロナ禍の影響で、直接的な対面コミュニケーションの経験が希薄になり、スキルを鍛える機会を逃してきた世代という見方もできますね。そのスキルをあらためて、職場コミュニケーションを通してインストールしていかなくてはならない時代になってきたのかもしれません。

東川　コミュニケーションにおいて、医師は専門家ではありません。むしろコミュニケーションが苦手な医師も多くいるので、心理職に活躍してもらい、サポートしてほしい場合も増えてくると思います。

廣川　ありがとうございました。

（了）

第2章　事例で考える
シゴトとココロの問題

1　診断書の内容をきちんと確認する

50代社員が異動後に診断書を提出

営業部の縮小により営業から50代の男性社員がマーケティング部門に異動してきました。市場分析やプロモーションなどを担当するところです。しかし、50代の社員がパソコンに弱く、30代のリーダーから教えてもらっているものの、思うように仕事がはかどらないようで、自宅で報告書などを作成しています。ある日「抑うつ状態」にあるとの診断書を出してきました…。

聞き手　ということなのですが…。

廣川　この50代の社員の方、仮にAさんとしておきましょうか。まず、Aさんの状況を想像してみましょう。50代のAさんは、どうやら営業に長くいて、内勤の仕事をあまりやっていないと考えられます。ですから、弱いのはパソコンだけではなくて、市場分析やプロモーションの企画などのマーケティング部門の仕事そのものに慣れていないのかもしれません。

私なんかもそうですが、歳をとるほど、新しい変化に適応することが、精神的にも、技術的にも億劫になってくる人が多いです。それを踏まえると、Aさんに「抑うつ状態」の診断書が出たというのは、まあ分からないでもないですね。私だってその状況におかれたら、なっていたかもしれません。あるいは最近増えている「適応障害」というような診断もありえるでしょう。これは、分かりやすくいえば、新しい環境に移ったときに、その環境に適応できずにいろんな不調が生じることですね。

ということで、Aさんに対応する人にお願いしたいのは、今見てきたようなAさんの状況をまず理解してほしいということ。Aさんのせいで起こった出来事ではないわけですから。会社に長く勤めていたら、こうしたことは誰にでも起こり得ること、「明日は我が身」なんだと。そう考えると、Aさんへの対応、接し方が少し優しく丁寧になってくると思います。

Aさんが異動後に感じていたことは、こんなことだと想像できます。Aさんはパソコンも苦手ですけど、周りの目とかが気になり、同じ分からないことでも、それを年下の人に聞くのはものすごくやりにくいと…。

聞き手　やっぱり50代と30代という年齢の開きというのは関係があったんでしょうか。

廣川　あると思いますね。周りにもう少しAさんのような人が多かったら、まだ居心地は良かったのかもしれないですね。ですから、対応のポイントとしては、リーダー（Bさんとします）

をはじめとする上司や周りの人がAさんに優しく接してあげることだろうと思います。

また、「抑うつ状態」の診断書が出されたとありますが、診断書に診断名のほかに何が書かれているかを確認しましょう。つまり、「すぐにでも1カ月間の休養を要す」と書かれていたら、必ず休ませないといけない。それから、それまでいかなくても、例えば「残業はさせないでほしい」とか必要な配慮が書いてある場合があります。

診断書をきっかけにして、まずBさんがAさんと面談して、Aさんの状況についていろいろ聞いてあげてほしいですね。

聞き手　なるほど〜。

廣川　絶対NGなことは、診断書に休息させろと書かれているのに、休ませないことです。また、残業させるなとあるのに守らないとか。これは規模の小さな会社、安全衛生の体制が整っていない会社では、起こり得ることです。

例えば、私の関わっているIT系の会社でもつい先日ありました。上司から「納期も迫っているので、休みは来月からにしてほしい」と言われて待っていたら、ずるずると先延ばされて未だに休めない、なんてことがまだまだ本当に起きています。

聞き手　そういうことって実際にあるんですね。

廣川　この期間に本人に何かあったら、会社側が全面的に責任を問われるリスクが生じます。

いわゆる安全配慮義務違反ですね。ですので、診断書の指示はちゃんと守ることが重要になります。

診断書には「抑うつ状態」とだけ書いてあって、休養とか残業とかの指示が書かれていない場合は、Ａさんとよく話して、主治医はどんなことをいっていたのか、会社でできる配慮にはどんなことがあるのかを聞いてあげてください。

いい機会ですから異動してきてＡさんが何に困っているか、具体的に確認できるといいですね。冒頭にお話ししたように「明日は我が身かもしれない」という気持ちで話を聞いていると、時間はかかるかもしれませんが、Ａさんも職場にいやすくなってくるかもしれません。

対応のポイント

① 周囲の上司や後輩がＡさんに優しく接してあげる
② 診断書に診断名以外のことが書いてあるか確認する

絶対ＮＧなこと

診断書に休ませることが必要と書いてあるのに休ませない

2　躁状態でないときに治療勧奨を

若手社員が異常な言動?

入社3年目の若手社員。最近、遅刻・欠勤、凡ミスが増え、上司から叱責されると逆上して「警察でもなんでも呼んで来い」などと怒りはじめます。言動におかしなところがあり、取引先からも変なメールが来ると苦情が寄せられました。上司が話を聞くと、「ここ1カ月は寝ていないけど平気だ」そうです。医療機関への受診を勧奨しても拒否されました…。

聞き手　1カ月眠っていない、って結構大変だと思うんですけど…。

廣川　そうですね。でも、症状としてこういうのはあるんですね。眠らなくていいなら、問題ないような気がしますよね。実際、疲れた気がしない、というような状態というのがあって。この症状・行動を見ていていると、まず思い浮かぶのは、躁うつ病です。

躁うつ病は今、呼び方が「双極性障害」となっています。双極というのは、「山」と「谷」があるということなんですね。普段私たちがうつ病と言っているのは、「谷」の部分なんですね。

気分が落ち込んだり、やる気が出なかったり、疲れやすいとか…。

聞き手　この谷の状態がずっと続いているのがうつなんですね。

廣川　そうです。この谷の状態だけのものを「単極性障害」と言うんです。これが、いわゆるうつ病なんです。しかし「双極」の場合は、そこに山の状態も加わります。で、この山の状態のことを「躁状態」と言います。気持ちがハイパーになっていて、高揚しているわけです。開放的になって、気持ちが大きくなる。それから、ちょっとしたことで怒りやすい（易怒的）。事例にもあるように、上司から叱られたときに逆ギレしていますよね。それから「自尊心の肥大」と言いますが、万能感というか「なんでもできるんだ。力があるんだ」というふうに思えちゃう。また、寝なくても平気とあるように、本当に眠たくないんですね。

聞き手　へぇ～。

廣川　それから多弁。やたらお喋りになります。ですから、電話をあちこち掛けまくって、何

双極性障害のイメージ

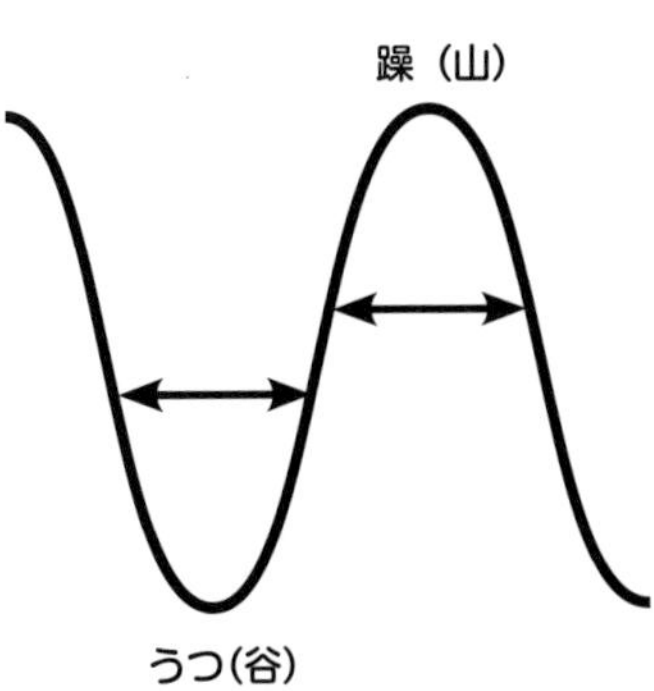

時間も話したり、ケンカしちゃったりとか。

聞き手　取引先からも連絡がありましたよね。

廣川　そうですよね。変なメールが来るとか。そういうふうに行動が活動的というか、エネルギッシュになって、しかも無駄な動き、余計な動きが多くなっちゃう。それから注意散漫。この事例にある「凡ミスが増え」というところは、やっぱり集中力がなくてですね、いろんなことに気が散って、思いつきでぱっと他のことに飛びついて、今までやっていたことが疎かになっちゃう。気が移りやすいことがあるわけですね。それから、快楽活動というのがありまして、モノをいっぱい買ったり、クレジットカードで衝動買いして、後で請求書見てびっくりするような……。あるいは旅行にどんどん出掛けたりとか。

そして、いざこざ・トラブル。怒りやすいということもありますけど、いろんなところに行ってケンカになる、揉めてしまうみたいな。あと、逸脱行動というのもあります。反社会的だったり、ということもありますね。それらが、この躁うつ病の「躁」の状態のときに起こる出来事ですね。双極性というのは、この山と谷が繰り返されることなんですね。「躁」の期間は人によってまちまちです。

解決のポイントなんですけど、躁うつ病というのは、治療（薬物）でコントロールしないといけないので、ちゃんと専門の医療機関を受診して、診断をつけてもらって、そしてお薬で治療するのが欠かせないんですけど、「躁」の状態というのは今言ったように元気で、調子がいいって本人が思うわけですよね。

聞き手　眠らなくても平気って言っていますよね。

廣川　そう。エネルギッシュなあまり、「なんでおれが病気なんだ、なんで医者に看てもらわなきゃいけないんだ」というふうに思っているわけですね。

聞き手　本人が（病気に）気づいていない可能性が高い？

廣川　そうですね。「病識」がないって言いますけど、病気だとは思ってないわけですね。だから、医者に行かせるのはすごく大変なんです。対応のポイントは3つぐらいあります。

1つは「躁」の状態のときは無理に説得するのは抑えます。やがて「うつ」の状態がやってくると、本人も調子悪いですし、このときに「お医者さんに行ってちゃんとお薬飲んだほうがいいよ」というふうに勧めると、たいていは言うことを聞いてくれます。山の状態のときは一時我慢して、調子が本当に悪くなってきたときに受診してもらうのが1つです。

そうはいっても、この「躁」の状態でいろいろトラブルがあるとリスクがありますので、会社に産業医がいる場合は、まずとにかく産業医の先生に会ってみて、と。産業医の先生のほうが少しハードルが低いと思うんです。外の病院に行きなさいというよりは。そして、産業医の先生から受診を勧めてもらうと。それをまずは試してもらう。それから、ご家族からの説得です。だいたい躁状態の場合、家族も日ごろ生活を一緒にしていますから、いつもと違うというのはよく分かっていますので、家族から説得してもらう。その3つぐらいのやり方があるかなと思います。

廣川　双極性障害は、長く付き合っていくというか、完治するのがなかなか難しい病気です。それだけにちゃんと、本人、家族、主治医、職場のそれぞれの理解が必要。うつ病は谷だけですが、双極性障害では山と谷の時期を繰り返すため、気分を安定させる服薬によるコントロールが大事です。そういう調整なんかがすごく難しいので、信頼できる主治医と長く付き合っていくということがこの病気では大事ですよね。

職場ではどういうふうに対応していったほうがいいかをお話しますと、勤務の実態はちゃんと記録しておいてください。遅刻、欠勤、凡ミスとかってありましたけど、それがひと月に何回起こっているのか、どんなトラブルあるのかとか、そういうことをちゃんと記録して、これを職場の上司が本人に「このことは問題です」「職場としてはこれを容認できない」ということをちゃんと伝えたり、指導したりするということが必要ですね。

どうしてもこういう激しい行動になると、周りが皆、腰が引けて、そっとしておくみたいなことになりやすいんですけど、最初からちゃんと「これは容認できない」ということを伝え、そしてこの激しい行動は病気による症状なんだと、ということを自ら証明したほうが本人にとってメリットがあるような状況に持っていく必要があるかなと。つまり、今のこの状態は問題ですと伝えることによって、本人がやっぱり受診して「これは病気からきていることなんだ」ということを自分で理解する。本人が受診しないといけないというふうになるようにしたほうが良いと思いますね。

聞き手　現状を把握して「病識」を持たせるということですね。

廣川　そうです。そして、絶対NGなことですけど、やっぱり本人が非常に突っかかってくることがあるので、売り言葉に買い言葉で、対応する上司が同じ土俵で本当にケンカすることですね。

聞き手　「躁」の状態のときにですね。

廣川　仰るとおりです。本人と上司や対応する人が、本当にトラブってしまう。怒鳴り合いみたいなことになるといったことがありますが、これは後々大変なことになります。

こちらも理不尽な文句を言われると腹が立ちますけど、これは病気として起きているかもしれないからと冷静に対応する。それから複数人で対応することがポイントでしょうね。

それからもう1つのNGは、受診を勧めたのに本人が拒否したから、それ以上こちらとしては打つ手がないとして放置してしまうことです。会社としては、本人が拒否したけれども、例えば家族に相談するとか、産業医と相談するとか、というふうにその後も何らかの努力、試みを続けていたと言えることが大事です。それを積み上げているのに本人はそれに協力しなかった、というアリバイというか会社側がきちんと努力を続けていたということが重要ですね。

対応のポイント

①躁ではなくうつの状態のときに本人に治療を勧めると効果的
②まずは産業医に会ってもらい医療機関への受診を勧める
③家族から本人を説得してもらう

絶対NGなこと

①上司などが同じ土俵でケンカ・トラブルになってしまうこと
②受診勧奨を拒否された後にあきらめて放置しておくこと

3　問題にする前に丁寧に話を聞く

上司がLINEで部下を管理？

産業医に経営企画室の社員A・Bさんから相次いで体調不良の訴えが寄せられました。どうやらこの春、着任したばかりの経営企画室のC室長が部下を管理するため、LINEグループを作り、休日も向学のための資料読みとして、PDFなどを一方的に送り、「未読」や返信をしないA・Bさんを叱りつけていたことが分かりました…。

聞き手　今回の事例は4人の登場人物がいるわけなんですけど…。2人が一気に体調不良というのは、やっぱりC室長が関係あるんでしょうか…。

廣川　そうですね。その可能性がありますよね。だからこの場合、産業医の先生がA・Bさんの話を聞いていて、どういうふうに判断してどういうふうに動くのかというのが1つポイントです。

先にやってはいけないNGから申し上げますと、産業医の先生がこのA・Bさんの話を聞いて、「これは大変だ。ひどい。早く守ってあげなきゃ」と思って、A・Bさんの了解を取らないでいきなりC室長を呼びつけることですね。

聞き手　直接的に？

廣川　そう。産業医の部屋に呼び出して「ひどいじゃないの」と。「この2人、こんなに辛そうにしているんだから、こんなのパワハラだからやめてください」という指導をしてしまう可能性がないとはいえないですよね。

聞き手　これは絶対NGということですね。

廣川　なぜなら、(もしあなたが) C室長の立場だったらどうです？　いきなり産業医に呼ばれて注意されたら…。

聞き手　告げ口されたと思うかもしれませんね。

廣川　ですよね。それで「AとB、おまえらおれのことチクったなぁ～」って言って、もっと厳しくなる可能性がありますよね。

聞き手　逆効果になる可能性がありますね。

廣川　仰るとおりです。A・Bさんがせっかく産業医に話

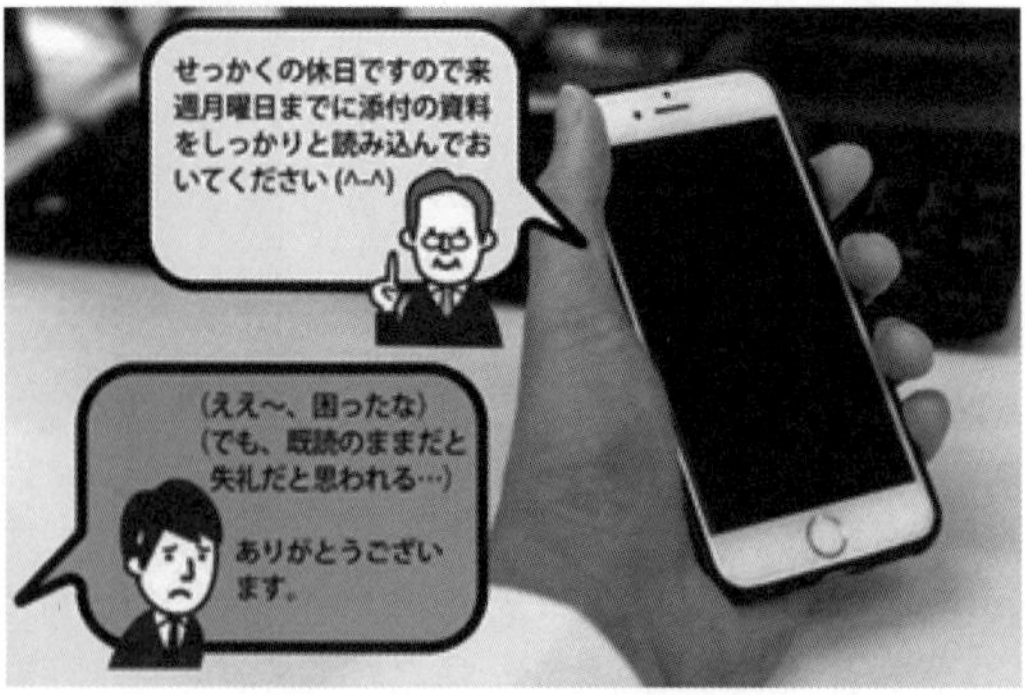

せっかくの休日ですので来週月曜日までに添付の資料をしっかりと読み込んでおいてください (^-^)
(ええ～、困ったな)
(でも、既読のままだと失礼だと思われる…)
ありがとうございます。

したのに、逆にもっとひどいことになってしまう。だからA・Bさんを守れないということになってしまいますから、それだけはまずしてはいけない。

廣川　それから解決のポイントですが、C室長の言動は、部下を指導育成するということに熱心なあまり、結局休みの日も24時間拘束しているという側面がありますから、パワハラになりかねない案件だと思います。ですから、これはやっぱり産業医としてはA・Bさんの話を聞いたうえで、何かしら手を打たなければいけない。

方法としては3つか4つありますけど、まずは対外的に問題にする前に、このA・Bさんの話を丁寧に聞いてあげる。これがまず基本になります。ですから、産業医とか会社にいる保健師、看護師、あるいはカウンセラーとか、こういう人たちが、「日々C室長からこんなに厳しくさせられています」などと愚痴る相手として、ガス抜きみたいな役割を果たすということも大事になりますね。

聞き手　話すことで発散させてあげるということですね。

廣川　そういうことですね。しかも、C室長もそんなに悪気があって、やっているのではないかもしれない。

聞き手　勉強してほしいがあまりのことだと思うんですけど…。

廣川　なので、そこに歩み寄れる余地がないのかなと思うんです。勉強もするし、レポートも書いたりするけど、オンとオフ、公私は分けてほしいといったことを、A・Bさんから直接伝えられないだろうかとか。だから、まず考えられるのは、そういう介入というか、周りのいろいろな人たちを動かすという関わり方の前に、A・BさんとC室長の関係の中で改善できないだろうか、ということを一緒に考えてあげると。これがまずスタートだと思うんですよね。なるたけ、この外部（産業医など）の介入というのが少ないに越したことはない。

聞き手　産業医が3人の関係性をちゃんと見てあげるということが大事なんですね。

廣川　そうですね。それでアドバイスしてあげる。3人が上手くコミュニケーション取るときのヒントみたいなこととか。

聞き手　（介入で）関係性が崩れかねませんよね。何かが間違ったときに…。

廣川　それがまず第一歩です。でも、まあ、なかなかCさんも頑固だと、3人で話し合っていても埒が明かないということも結構ありますよね。そうすると、今度は、例えばさっきのC室長に（産業医が）話すんですけれども、A・Bさんに「じゃあ、ちょっと私からね、C室長に少し話してみたいんだけどどうかな？　いいかな？」というふうに、了承を得たうえでC室長と話す。そして、「まあ、C室長の熱心なことは分かるけれども、彼ら2人はこんなふうに捉えているし、それがだんだんストレスとなって調子崩しちゃうかもしれない」と。実際、体調不良って言っていますからね。というふうに産業医からC室長に指導する、という方法もあります。

それでもなかなかC室長が変わらないとするると、例えば社内にあるハラスメントの窓口とか、今、割と独立してセクハラ・パワハラの相談の窓口を作ることをしているんですけど、そこにこのA・Bさんが直接言いに行くというやり方もあるよ、といったアドバイスを産業医の先生からしてもらうという手もあります。

聞き手　違ったところにはけ口を見つけるということなんですね。

廣川　そうです。そしてもうちょっと第三者というか、公平に今C室長がしていることがどれくらいの問題なのかということを、第三者がちゃんとこう調べて、となるんですけど、だんだん事を荒立てていくので、だんだん引っ込みがつかない感じにはなります。リスクもあるけれども、なかなかこれが改まらないとすると、そういう形もあり得ますね。

最後は、ハラスメント窓口だと、第三者がちゃんと調査することになるので、かなり大変なことになりますから、裏技としては、産業医から人事部長とか、人事と話をするというのがあります。お2人にはある程度了解を取ったうえでですけど、人事と相談して人事からC室長に話をするという形もあるかもしれない。

しかし、今回のようなパワハラ絡みのグレーゾーンみたいなケースは、非常に動き方が難しいですよね。

聞き手　今パワハラは（風当たりが）厳しいですよね。

廣川　ですから、C室長がどれくらいの人なのかということとか、人事がC室長にどんなふうな評価をしているのかとか、そういうこともみんな考えたうえでないと、下手するとこのA・Bさんが孤立してしまったり、産業医も逆に厳しい立場に追われるということもあるかもしれません。

（参考）SNSとパワハラ

上司が部下のSNSのプライベートアカウントで、就業時間外にもかかわらず仕事の連絡などを頻繁に行うことは、職場のパワーハラスメントの6類型のうちの「個の侵害＝私的なことに過度に立ち入ること」に該当する可能性がある。

そのほか、SNSで友達申請を行い、勤務態度や家庭生活などについて意見したりすると、パワハラとみなされる場合がある。

対応のポイント

①問題にする前にA・Bさんの話を丁寧に聞いてあげる

②介入する前にA・Bさん、C室長の関係内で改善できないか一緒に考える

③A・Bさんの了承を得て産業医からC室長に両者の思いを伝える

④産業医がA・Bさんに相談窓口に行くようアドバイスをする

（裏技の対応）

産業医から人事に話をする（A・Bさんの了解を取ったうえで）

絶対NGなこと

産業医からA・Bさんの了承を得ず、C室長を呼び出して指導する

4　もみ消さず訴えに真摯に向き合う

同僚の煙草臭で会社に直訴？

ストレスチェックを実施したところ、高ストレス者がいる部署がありました。産業医が面談でその女性（Aさん）に聞くと、原因はタバコの臭い。オフィス内は禁煙で、喫煙室も設けてはいるのですが、複数のヘビースモーカーの男性社員と席が隣り合っているため、のどの不快感や目のかゆみから、イライラすると言って会社に具体的な対策を求めています…。

聞き手　なかなか難しい問題だとは思うんですけど…。

廣川　難しいですね。ストレスチェック制度が始まって以降、こういう形で高得点の人たちがストレスの原因を、産業医などに面接で訴える機会が増えてきました。そのような事情もあって、このケースも非常に今時のテーマになっているなという感じはしますね。

まず、ポイントは、Aさんがのどの不快感とか、目のかゆみとか、イライラするというふうに言っていますけど、これがどの程度の被害というか症状なのかということを、証明できたほうがいいんじゃないかと思うんですよね。

ですから、そういう意味では、何か病院で診断書が取れるレベルなのかとか、耳鼻咽喉科とかで、タバコの煙によってのどがどの程度痛んでいるのかとか、それを試したほうがいいような気がします。いちおう会社としては、喫煙室も設けてあってオフィス自体は禁煙です。それなりに配慮はしているわけですから、そしてタバコを吸う人にもまたその権利があるわけなので、このバランスが難しいところだと思うんですね。

聞き手　そうですね。

廣川　Aさんは具体的な対策を会社側に求めているということですので、この話を聞いた産業医の先生は、やっぱり具体的に何か動かないといけないわけですよね。そのときに総務とか、Aさんの上司とか、そういう人たちと、「Aさんがこういう状態で困っているんだ。なんとかしてほしい」と言われているということをまず共有したほうが良いですね。

そのうえで、例えば、座席レイアウト上で、その喫煙している男性社員との距離をもう少し遠ざけられないのかとか、パーテーションとか何かでもうちょっと影響が少なくならないのかとか、Aさんの近くに空気清浄機を付けるとか、何かしら具体的な対策というのを考えてあげるということになると思うんですけど。まあ、会社として、どのくらいAさんの訴えに対して具体的なことをやれるのか、やろうと考えているのかというのは、会社としてそれぞれだと思いますが。

ＮＧなことは、産業医がこの話を聞いたのに、聞きっぱなしにして何も動いてないとか、あるいは動いてないんじゃないかという印象を与えてしまうことだろうだと思うんですよね。

Ａさんとしては産業医に言ったはずなのに、これが何カ月経っても一向に変わらないじゃないか、というふうになると、不信感、あるいはどこかの段階でもみ消されているんだろう、みたいな疑心暗鬼になったりしますから。どのくらい具体的な解決策が可能かどうかというのはあるんですけど、その前に訴えを聞いてそのことについては組織としても検討した、ということですよね。

訴えをちゃんと真摯に聞いて、会社としてもあれこれ対応できないだろうかというふうに、考えたということがＡさんに伝わることが大事じゃないかと思うんですね。

聞き手　そうですね。

廣川　何か無視されているとか、もみ消されているんじゃないかというふうな不信感を与えないようにするというのがポイントじゃないかと思いますね。

（参考）三次喫煙とは?

最近、注目を集めている三次喫煙は、副流煙の残留物のことで、サードハンドスモークと呼ばれています。

喫煙後の喫煙者の呼吸や衣類、タバコの煙が付着した家具などから有害物質が放出されることが分かっており、企業でも配慮する事例が出てきています。

対応のポイント

①Aさんの話を総務や上司と共有し、具体的な対策を行う
②会社が訴えを真摯に聞いて検討したということがAさんに伝わるのが重要

絶対NGなこと

産業医が聞いたまま放置して具体的に動いていない

5　コミュニケーションのずれ解消へ

お腹の調子悪く途中下車を繰返す？

営業部の新入社員の女性Aさん。入社から2カ月で遅刻を頻繁にするようになりました。上司が理由を聞いたところ、お腹の調子が悪くなり、途中下車してしまうということです。最近ではほとんど毎日のように10分～20分の遅刻を繰り返しています。産業医が面談すると、先輩の男性社員Bさんと営業を回るのが苦痛だと言いました。Bさんは人柄は良いのですが、相手の私生活を詮索するタイプのようです…。

聞き手　今回の事例はいかがですか？

廣川　そうですね。あなたは年齢も近いですけど、こんなケースどう思います？

聞き手　Bさんの接し方が知らず知らずのうちにストレスになってしまっているのかなと、というふうに思いました。

廣川　Bさんの関わり方がね。

聞き手　Bさんにそのつもりがなくても、やっぱりAさんにとっては、体調に出てしまっているので…。知らない間にストレスになっているのかなと思います。

廣川　そうですね。まずその体調、症状の話を先に確認したいと思います。お腹を壊して途中下車が毎日続くということなんですけど、考えられるのは「過敏性腸症候群」の可能性です。

これもストレスから来ることが多く、ストレスがかかったときに胃が痛くなるとか、胃腸に来ることが多いんですが、この場合はお腹を下しやすくなっていますね。それで朝電車に乗っていても何度もトイレに行きたくなるため、途中下車していることが考えられます。ですから、まずこれが繰り返して続いているようだと、Aさんはお医者さんに行ったほうがいいですよね。ストレスから来ると考えると、心療内科をまず受診してみたほうがいいでしょう。最近はこうしたストレスが要因で体に症状がでる「心身症」が増えていると言われています。

絶対NGなことは、遅刻が続くので、上司が叱りますよね。10分、20分のちょっとした遅刻だから、普通考えると、やっぱり根性が足りないとか、気合いでちゃんと定時に来いとか、まず叱ると思います。これが叱っても繰り返している場合は、何か事情があるんじゃないかと、(部下に）聞いたり、それから今みたいに症状が続いているから受診を勧めるということまでやったほうがいいですよね。叱るだけだと、かえってまたストレスがかかり、もっと悪化することもあります。もう一つは、あなたが言われたように、BさんとAさんの関係の中でストレスがかかっている可能性が高いため、この対応をBさんに任せるということもNGです……。

聞き手　そうですね。

廣川　この2人の間でやっていても、Aさんは「あなた（Bさん）がストレスの元ですから」ってBさんに直接言えないですよね。

聞き手　かえって（状況が）悪化してしまう可能性があるということですよね。

廣川　だからこの上の上司（Bさんの上司）が、直接Aさんに話を聞くのが大事なところですよね。

聞き手　このケースの場合、どのようにしたら解決できるのでしょうか。

廣川　そうですね。だから上司がAさんに直接「Bさんのどんなところが苦痛なのか」ということを…。

聞き手　具体的に聞く。

廣川　そういうことですよね。（Bさんは）人柄は良いけど、私生活を詮索という辺りが…ね。

聞き手　悪気がない場合もあるということですよね。

廣川　ですよね。Bさん的には新入社員のAさんと、こう仲良くなって、Aさんを早くこう溶け込ませて…。

聞き手　コミュニケーションの一環として。

廣川　はい。Bさんなりに一生懸命気を遣っている可能性もあります。だから、その、Bさんが良い悪いというよりは、２人の間のギャップですよね。コミュニケーションのずれが出ていますよね。

聞き手　そのずれをはっきりさせるということ？

廣川　そうですね。だからBさんはこういうつもりで言ったり、聞いたりしているのかもよ、というふうに少し翻訳してあげるとか。

それからAさんなりに何か伝える。これは聞かないでとか、これはハラスメントじゃないのとか、ということをBさんに言えずに、ずっと我慢しているだけの可能性がありますよね。でも少しでもそういうふうに伝えられるように、Aさんも練習していかないと、我慢して潰れてしまう。Aさんも成長していかないといけないところもあるんじゃないでしょうかね。

聞き手　なるほど。

廣川　今ハラスメントが結構流行っていて……。

聞き手　よく耳にする機会が増えましたね。

廣川　これもそういう側面があります。まあ、そのずれを埋めていくことを、上司が間に入ってやることが重要でしょうね。もう少し離れて見ると、新入社員で最初の配属が営業ですよね。だいたい多いのは、マーケティングとか企画部を志望していたのに最初は営業だったみたいな、配属先が第一希望じゃないというような納得いかなさが背景にあると……。

聞き手　余計そういうふうなことにつながりやすい。

廣川　はい。だからその辺もこの上司が、「今営業で苦労していることが、何年か先にマーケティングとかに行けた場合にすごく貴重な経験になるんだよ」とか、そういうことも伝えてあげられると良いと思いますけどね。

対応のポイント

①ストレスが原因とみられるため、心療内科への受診を勧める
②上の上司が直接Aさんに「Bさんの何が嫌なのか」を具体的に聞く
③A、Bさんのコミュニケーションのずれをはっきりさせて解消する
④今の仕事が将来のキャリアに役立つことを本人に伝える

NG 絶対NGなこと

①Aさんに事情を聞かずに頭ごなしに叱ったりする
②会社側がAさんへの対応をBさんに任せてしまう

6　労いと評価をきちんと伝える

優秀な社員が燃え尽きた!?

技術系の優秀な社員Fさん。先日1カ月の休養を要するとの診断書を提出してきました。前回のプロジェクトの成果を買われ、今回のプロジェクトのメンバーに選ばれたのですが、Fさんに何も変わった様子はなく、業務の進捗状況も正常です。上司は「今回のプロジェクトリーダーの同期のS君への嫌がらせだ。先に出世したのが気に食わないから、納期を遅らせたいんじゃないか」と怒っています。診断書には「荷おろし症候群」とも書かれていますが…。

聞き手　今回の事例はいかがですか?

廣川　「荷おろし症候群」というのは、文字どおり背負っている荷物を降ろすということです。プロジェクトとか、大きな仕事をやり遂げた後に、ホッとしてその反動として脱力状態になることを指しています。

無気力でやる気がなくなっちゃうとか、ひどいときはうつ病になっちゃうとか、そういうことがあるのが荷おろし症候群です。

似ているもので燃えつき症候群というのもあります。バーンアウトですね。燃えつき症候群のほうは、課題がとにかく大変過ぎてやってもやっても終わらないし、報われない。このため、燃えつきてしまう。神経が磨り減ってしまう。成果が上がらないとか、こんなにやっているのにちっとも認めてもらえないとか、そういう場合の徒労感とか、不満が溜まっていくとか、こんな仕事やっていてもしょうがないやと辞めたくなっちゃったりとか…。これが燃えつき症候群ですよね。

ですから、このFさんの場合、前回のプロジェクトの成果を買われてと言っているんですけど、仮にFさん自身がその評価をされていないと思っているとすれば、一生懸命プロジェクトを頑張ったのに、同期のS君がリーダーになっていると。自分はそういうふうに認められてないと。おれは一体何だったんだろうと思っているのであれば、燃えつき症候群かもしれない。

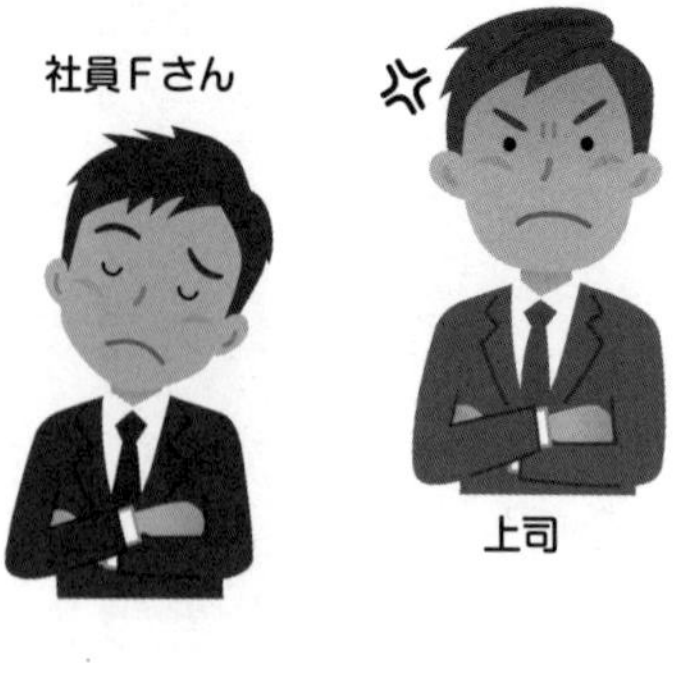

もし活躍ということを認められてほっとして、元気がなくなっているとするなら、荷おろし症候群かもしれない。２つは似ているけれども、ちょっと違うというのがありますね。

聞き手　燃えつき症候群のほうが耳にしやすいんですが、こんな違いがあるというのは知らなかったですね。このＦさんの場合は、診断書に荷おろし症候群と書かれているということで、荷おろし症候群のほうですよね。

廣川　そうですね。

聞き手　このケースの場合、絶対ＮＧなことって何でしょうか。

廣川　まず上司が、Ｓ君に対する嫌がらせだとか言って、怒っているようですが、診断書で1カ月の休養を要すという指示が出されていますから、これに反してお休みをさせないというのがＮＧですよね。

そして、休ませないで働かせていた結果として、Ｆさんの症状がどんどん悪くなるとか、悪くなったときは会社側の安全配慮義務が問われるので、ちゃんと休ませることが基本です。

ですが、診断書に休養の指示が出ていても、休ませていない会社もいまだにあるのが現状です。あと3カ月したらプロジェクトが終わるから、3カ月待ってくれというのがよくあります。こんなふうにズルズルと休みを先延ばしにするような会社が現実的には少なくありません。これは本人と会社に相当なリスクを伴います。

聞き手　診断書どおり、必ず1カ月はちゃんと休ませないといけないということですね。解決のポイントについてはいかがでしょうか。

廣川　出された診断書を確認したうえで、上司は怒っている場合ではなくて、Fさんがどういう思いでいるのか、ということをまず聞く必要があります。

先ほど燃えつきか荷おろしか、という判断について話しましたが、Fさんが今どういう気持ちでいるのか、特に同期のS君が抜擢されていることに関して、すごく自分は評価されていないって思っている可能性もあるわけですよね。

だから会社としては、前回のプロジェクトの成果を評価されて今回のプロジェクトに選んだこと、それをきちんとFさんに伝えているかどうかが重要になります。ですから、そこをあらためてFさんのことも十分評価しているんだと、「前のプロジェクトでもしっかりやってくれたよね」ということを話さないといけない。労うということと、評価を伝えるということですよね。

そのうえで、「君は今の会社にとって必要な人材だよ」ということをしっかりと伝える。しかし、診断書においては、1カ月の休養を要すと書かれているから、その期間は十分休んでもらって、それからまた活躍してほしいということを、休みに入る前に上司がちゃんと伝える。

それで、Ｆさんは安心して、休みに入れると思うんですよね。

聞き手　不安をちゃんと取り除いてあげてから、休みに入ってもらうということですね。

廣川　そうですね。

対応のポイント

①Ｆさんに前回プロジェクトの成果に基づく抜擢と伝える
②Ｆさんに「労い」と「評価」を伝え、かつ必要な人材であることを伝える
③休養を取ったうえで、また活躍してほしいとの期待を休養前に伝える

絶対ＮＧなこと

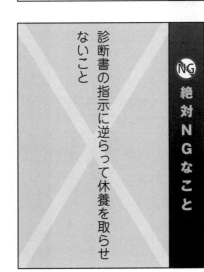

診断書の指示に逆らって休養を取らせないこと

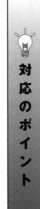

7　惨事ストレスの高得点者探す

事故のショックで出社拒否に!?

先週、当社の工場で爆発事故がありました。社員の1人が重度の火傷で入院中です。今週に入り、事故の現場にいたAさんと同じ職場で別シフトだったBさんが相次いで年次有給休暇を取り、その後、Aさんは出社困難に、Bさんは他の職場への異動を申し出ました。このため社内では動揺が広がっています…。

聞き手　こちらの案件はいかがですか？

廣川　これはいわゆる「惨事ストレス」という事案ですね。大惨事の惨事のことですけど、こういう事故や事件や爆発など、危険な体験があったときにショックとか、特有のストレス反応が出ることを惨事ストレスといいます。

まず工場で爆発が起きて社員の1人が重度の火傷を負っていますけど、その方は入院しているので医療に任せられます。残った同僚たちへの対応の問題があります。このAさんもBさんもそうですけど、この2人に限らず、この工場で働いている人たち全員が何らかのショックを受けている可能性があります。

聞き手　実際に火傷を負っていないAさんもBさんもこういう状況になっているからですね。

廣川　はい。たまたまケガした人は、自分じゃなかったかもしれないけど、ちょっとした違いで自分だったかもしれないですよね。その場に居合わせたAさんなんかは特に、自分がなっていても不思議じゃないと思うかもしれない。Bさんはその場にいないのになんでそんなに調子が悪くなるんだとか、思われるかもしれませんが、ローテーションでたまたま非番だったわけですよね。

だけど、1日ずれていれば、やっぱり自分だったかもしれない、というふうに、ここで働いているみんなが「それは自分に起きたことかもしれない」「自分に起きていても不思議ではない」と思いますし、これが最悪の場合、火傷の方が亡くなったりすることもありますよね。そう

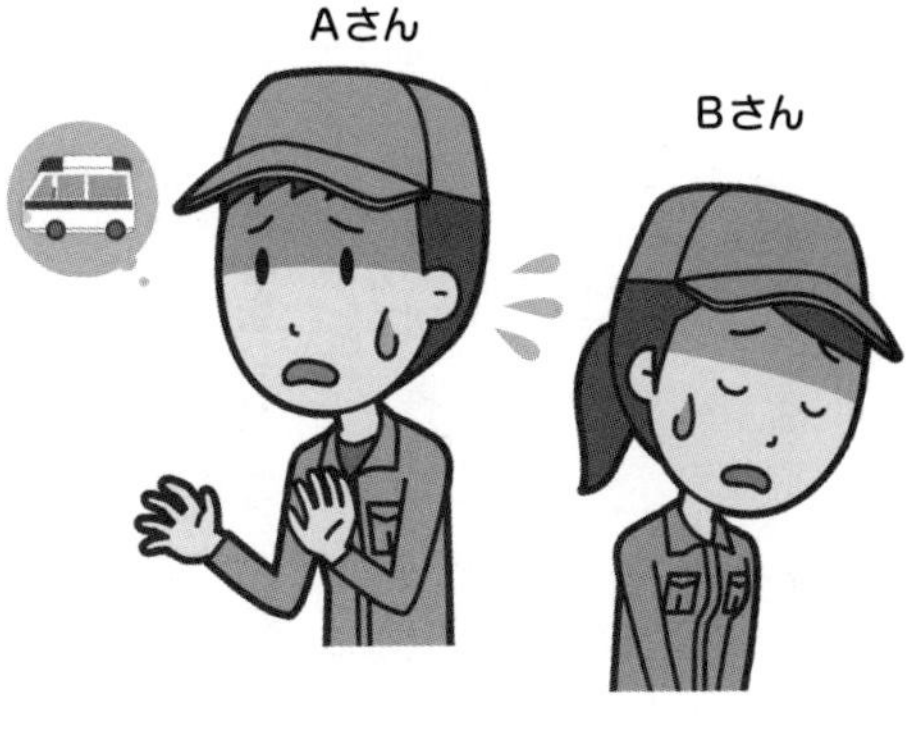

すると、ものすごい恐怖や不安や「生き残った人の罪責感」（サバイバーズ・ギルト）などが従業員全員に起きても不思議じゃないわけですよね。

ですからこの社内で動揺が広がっているというのは、AさんBさんだけではなく、全従業員に対するケアを考えないといけない。これがまずポイントです。そうすると、まず正確な情報を従業員に朝礼とか集会とか、工場ですから、かなりの規模の人数がいるかもしれませんけど、全員を集めて工場長やトップがこういうことが起きたが、これからそのケアと原因究明について会社を挙げて取り組んでいく、会社は皆さんの安全を全力で守る、というメッセージを伝えて、まず従業員を安心させないといけないです。そして、惨事ストレスの説明のパンフレットを配ったり、短い時間でもいいから研修をやったりして、会社は、誠実に対応しようとしていることを伝えることがまず大事です。

Aさんはその現場にいたということで、どれくらいその爆発の場面を見ているかとかにもよりますけど…。

聞き手　実際に見た景色がありますよね。

廣川　その爆発の近いところにいると、場面自体をかなり目に焼きつけていますから、例えばフラッシュバック（事故の記憶などが臨場感をもって突然呼び覚まされること）のようなことが起きたり。こういう惨事ストレスの場合、あまりにショックが強いので、脳のスイッチが切れないわけなんです。すると、夜寝ていてもちゃんと熟睡できず、脳がずっと活動している。そこで、悪夢を見たりうなされたりもする。昼間でもちょっと思い出すと、爆発の場面が蘇ってくるとか。そんなことも起きたりしますので、Aさんにはまず受診を勧めたほうがいいですよね。

それからBさんも、その場にはいなかったんだけれども、不調になったり、話を聞いただけでも症状が出ることもありますので、Bさんが異動希望を出しているんだったら、まず今どういう状態なのかその話を聞いてあげる。Bさんにどんな不安があるのか。異動させる・させないの話の前に、Bさんが今不安や恐怖、あるいは組織に対する何か不信感みたいなものはあるのか、そういうことをまずは十分話を聞いてあげて、その先ですよね。異動の検討というのはね。

聞き手　なるほど。このまま放っておいてしまうと、ほかの社員の人にも伝染してしまったりする可能性とかあるんでしょうか。

廣川　そうですね。そういうことが起こり得るので、関係者を集めて、しっかりと情報提供する必要があります。

聞き手　やっぱり会社全体で、そういった不安を取り除く対応が大事ということですね。このケースの場合、絶対NGなことは何でしょうか。

廣川　時々あることなんですが、爆発が起きたら普通は操業を止めるわけですよね。ラインを止めて原因究明に入るわけです。でも時々操業を止めない工場があったりするんです。信じられない話ですけど…。

聞き手　そうなんですね。

廣川　これは実際にあったんです。そうすると、働いている人たちがボイコットを始めたわけですよね。もう怖くてまた起きたらどうするんだと。

ということがありますから、まずその操業を止めて原因究明をするんだということを伝えないと、従業員が非常に不安で動揺するということがあります。ですから、従業員の不安や恐怖を下げるために会社がちゃんと対応対策を誠実にとっていくんだということを早期に伝えないというのはＮＧですね。

聞き手　では解決のポイントは何でしょうか。

廣川　はい。たまたま今このＡさん、Ｂさんの２人がね、申し出てきているわけですけど、さっき言ったように、ほかの社員もみんな動揺している可能性があるわけですよね。

ですから、そこについては、「ＩＥＳ－Ｒ（出来事インパクト尺度）」という惨事ストレスのためのストレスチェックというのがあるんですけど、こういうのを使って全従業員にチェックテストをやってもらう。それで高得点、何点以上だと要ケアという基準があります。全従業員が１００人を超えるような多い場合、１人ひとりに個別の面接となると大変なので、一斉にチェックを行ってもらって高得点の人をピックアップして、その人たちにカウンセリングとかをやっていく。そんなふうにして要ケアの人を早く見つける。というのが解決のポイントかなと思いますね。

対応のポイント

①ケアに取り組むことと原因究明に乗り出すことを会社が明言する
②Aさんには受診を勧め、Bさんにはきちんと話を聞いて異動を検討する

絶対NGなこと

操業を止めて原因究明せずに情報提供も行わないこと

8　信頼築きグループの歪み改善へ

先輩の好き嫌いが仕事に影響!?

ストレスチェックでは特段問題がないのに離職率が高い部署があります。最近「適応障害」の診断書を示して退職した新人の女性Bがいました。他部署の社員によると、その部署では女性グループのランチ会があり、先輩社員Cに気に入られないと、ランチ会へのお誘いばかりか、仕事もちゃんと教えてもらえず、無視されたりするようです。上司のA（男性）は、Cに仕事の多くを頼っている面があり、介入にはおよび腰のようです…。

聞き手　こちらの案件はいかがですか?

廣川　うーん…あなたは、どう思いますか?

聞き手　ランチ会自体に誘ってもらえないのはいいとしても、仕事を教えてもらえないのはちょっと困りますよね。あと、やっぱり女性グループの問題なので、女性同士特有のよくある問題なのかなと思いました。

廣川　そうですよね。まずNGなことですが、このBさんは退職してしまいましたけど、例えばBさんが上司のAさんに相談して、そのAさんが先輩社員Cさんに「Bさんに仕事教えてないし、ランチ会からも外しているようだけど、ちゃんとやってよ」というふうに注意をするとしますよね。そうすると、どういうことが起きますかね。

聞き手　かえって、なんか悪化してしまう可能性があると思います。

廣川　Cさんは、Bさんが告げ口をAさんにしたと捉えてもっといじめる可能性がありますよね。だから相談を受けたAさんというのはすごくいろんなことを考えて対応しないといけないですよね。

聞き手　なんかAさんの今後の動きで結構決まりそうな気がします。まあ、Bさんは辞めてしまいましたけど…。そんなところはあるのかなと思いました。

廣川　でも、このまま放っておくと、ここに入る人がみんな辞めてしまいかねないという、組織としては大きな問題を抱えているわけですよね。

聞き手　離職率が高い部署…。

廣川　しかも、ストレスチェックの結果も特段問題がないってなると、なかなか介入する理由がないし。

聞き手　やっぱりAさんからすると、Cさんにいてほしいというか、下手なことはいえないというところがありますよね。

廣川　さらに、ここには女性グループがあって、Bさんを外しているけれども、グループは仕事をちゃんとやっているんですよね。で、Cさんも仕事ができるし、この部署に一番長くいたりするベテランで、成果もあげているということがありますから、なかなかここに介入するとなったら…。

聞き手　難しいところですよね。この事例の解決のポイントはどういったところでしょうか。

廣川　AさんがCさんと信頼関係を築くということがまず必要で、次にCさんが何かしら認められていないと感じているとか、組織に対してどんな思いを持っているのかっていうのを、Aさんが聞いてあげたほうがいいですよね。

聞き手　ガスを抜いてあげるわけじゃないですけど。

廣川　そうですね。Cさんがどんな思いを持っているのか。評価されたいとか、仕事の分担についての不満があるとか…。それらをAさんが聞いてあげて、Cさんとの信頼関係をつくっていく。そのうえで対応・対策を考えていかなくてはならない。ここはスケープゴートというかいじめの対象を一人つくって、それによってこの女性グループがまとまるっていう構造になっていて、いじめの対象が必要とされている状態なのかもしれない。Bさんがいなくなっても、ここに来る人はその役を振られることになっていますから、この構造がなくなってもこの人たちが普通に働けるようになるにはどうしたらいいのか。ということですよね。

聞き手　その構造をやっぱり崩していくところから…ですかね。

廣川　中長期的に言うと、ここのメンバーを解体していくということが、必要だと思いますけどね。まあ分担を変えたり。配置を変えたりしながら。このCグループみたいなものを薄めていくということでしょうかね。

対応のポイント

①Cさんがどんな思いを持っているのか聞いてあげたほうが良い

②AさんはCさんと信頼関係を築いたうえで女性グループのいびつな構造を変える

NG 絶対NGなこと

Bさんから仲間はずれの相談を受けたAさんがCさんに直接注意すること

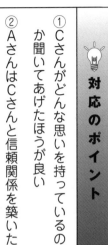

9　本人の特性踏まえた対応を

電話のメモ取れず発達障害!?

新入社員の男性Aさん。入社後、顧客や取引先との電話応対が上手くできておらず、上司が何度も叱りつけているとの情報が人事の方に寄せられました。Aさんに入社3カ月後に行う通例の個人面談のタイミングで、それとなく職業生活の様子を詳しく尋ねたところ、電話中にメモが取れず心労が重なり、病院に行くと自閉スペクトラム症の診断を受けたと言いました。どうすれば良いのでしょうか…。

聞き手　こちらの事例はいかがですか?

廣川　今、こういうケースが多くなっていると思うんですけど、まず絶対NGなことから言いますね。入社から3カ月で電話応対が上手くいかなくて、上司が何度も叱りつけているということなんですが、根性論といいますか、「おまえのやる気が足りないからだ」とか、そういう問題として片づけてしまうことがNGですね。

「自閉スペクトラム症」という診断の話が出ましたけれども、いわゆる発達障害に含まれるものです。

聞き手　自閉スペクトラム症って発達障害の一つなんですか？

廣川　そうです。発達障害のカテゴリーには、自閉症や、アスペルガー症候群とか、こういうのをまとめて自閉スペクトラム症（ＡＳＤ）というのが1つあります。

それからＡＤＨＤ。これは注意欠如多動症と呼ばれるものです。落ち着きがない、集中力がないとか。そして、学習障害（ＬＤ）というのと大きく3つあります。詳しくは調べていただいたらいいと思いますが、今日のこのケースでいうと、自閉スペクトラム症とか、アスペルガー症候群に当たるものです。これは概して発達障害全般にいえることなんですが、対人関係がなかなか苦手という人たちはいますよね。

発達障害に限りませんが、電話応対というのもポイントです。対面ならまだいいんですけど、音声だけで対応するのは、電話応対でなくても難しいですよね。苦手な人が多いイメージがあります。お客さんとか取引先の人から早口でどこそこ会社の何々ですって言われると、素早く聞き取るのと同時にメモも取らないといけないですよね。どこそこの誰々から電話がありましたという、聞いて、話して、メモを取るという3つのことを同時にやらないといけないわけです。これが苦手っていう人は結構いるわけですよね。

聞き手　同時にたくさんのことができないってことなんですよね。

廣川　「マルチタスク」が苦手とか。特に音声入力が苦手とか。これは、不注意だとか、態度が悪いとか、そういうレベルの問題じゃないわけです。こういった作業が苦手なのは脳の機能の問題と言われていますので、上司はまず何が不得意で、何が得意なのかということを本人とよく話をしてあげたほうがいい。

すでに診断を受けたということですから、主治医のところに会社の人も本人と一緒に行って、「どんなことが苦手でどんなことは得意か」ということを確かめたほうがいいですよね。

逆に得意なこととしては、例えば一つのことを飽きずに集中してやり続けることができるとか、それから基本的にデジタルな頭の人が多いので、数字とかデータとかを分析したりとか、対人よりはそっちのほうが得意だったりする。デジタル系のプログラミングとかに長けている人も多いですよね。Aさんはこれが苦手だけど、これは得意だという

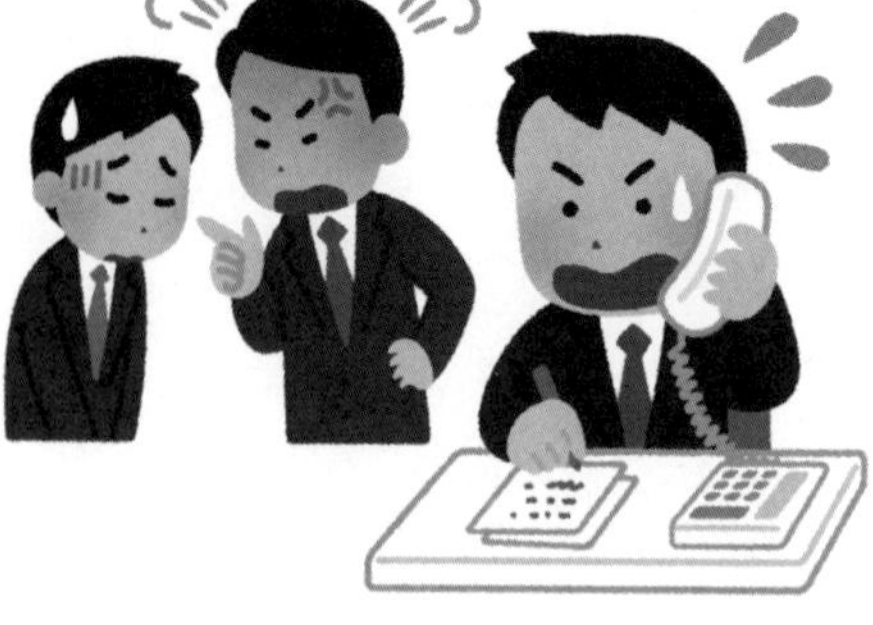

ことを、よく本人と主治医と確かめるということがまず必要だと思いますね。で、それに応じた仕事を職場でなるべく配慮してあげると。

ここで割と起こりがちなのは、上司の頭に発達障害という概念がないと、「この間入った新入社員というのはやる気がなくてどんくさい」となって注意をするわけです。例えば、「誰からの電話だったのかというのがよく分かりません」と。メモに書いてないとなると、恐らく叱りますよね。そのときにだいたい発達障害系の人は、謝るのが下手なことが多いんです。申し訳ありませんでしたとか、これから気をつけますとか。そういうフレーズがすぐ出てきにくいんです。別に気持ちがないわけではないんですけど…。

聞き手　頭が真っ白になっちゃう。

廣川　真っ白になって、フリーズしちゃうんです。そうすると、叱ってる上司の側はなんか馬鹿にされた気がするんですよ。それで、叱り方がだんだんエスカレートしていくんですね。

聞き手　逆効果になるんですね…。

廣川　はい。「自分の注意が全然届いてないし、反省の色も見られない」となるわけです。叱り方が足りないなと思って、もっと強く叱るわけですよね。で、最後、「お前なんか辞めてしまえ」とか、そういうところまで言っちゃうことがあるんですね。そうすると、これは叱られている本人からすると、パワハラではないか?という訴えにもつながる。上司としては、「どんくさい新入社員を注意しているだけなのに」という思いなんですが。

もし上司の側に発達障害という考え方があれば、精神論でいくら怒っても苦手な部分ってそんなに変えられないんだというふうに、さっき言ったような得意不得意の把握とか、職場での指導の仕方を変えていけるんですけど、それがないと非常にパワハラのリスクが高くなりますよね。そうはいっても電話応対苦手ですという本人の主張をそのまま汲んで、職場の電話は一切とらなくてもいいよとは、なかなかいかないですよね。

ですので、解決のポイントの1つは、テンプレートにしてあげるというんですかね。例えば、よくメモ帳なんかでもありますよね。○○様から、○時○分TELありというふうに、あらかじめ印刷してある。

聞き手　フォーマットを決めてあげるんですかね。

廣川　そうそう、フォーマットです。担当者の名前を聞き漏らしたら、会社名だけでもいいし。あと相手の連絡先も。「担当者が不在ですので、こちらから折り返し電話させていただきます」とか、そのフレーズも電話対応中はすらすら出てこないので、英会話の練習帳みたいにそれらを書いた紙を、電話の横に置いておく。それで「こちらからかけ直しますから、番号教えてください」と言って書かせる。よくあるメモ帳ですけど、最低限これだけは書き取ってねと伝えるとかですかね。

聞き手　無地のものよりは目で見えるほうが分かりやすいですね。パニックにもなりにくいと思います。

廣川　ここだけ埋めればいいんだっていうふうに。そういうツールを工夫してあげるのと、あと言い方ですね。セリフも決めてあげると、やりやすくなると思いますね。

聞き手　Aさんに合った対応が大事ということですね。

廣川　これ今非常に増えているので、職場の人たちの理解と配慮があるといいなと思いますね。

（参考）発達障害の種類

・ASD〔自閉スペクトラム症〕…対人関係が苦手など（アスペルガー症候群、自閉症など）

・ADHD〔注意欠如多動症〕…不注意、落ち着きがないなど

・LD〔学習障害／限局性学習症〕…読み書きが困難など

対応のポイント

①会社の人が主治医のところに同行し、本人が何が苦手で得意かを確認する

②苦手・得意に応じた仕事を職場でなるべく配慮する

③電話応対の場合はフォーマットを渡して当該項目に書き込んでもらう

NG 絶対NGなこと

上司がAさんに「やる気がない」など根性論で片づけること

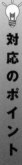

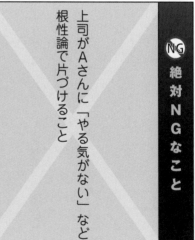

10　本人の意思確かめ公正な調査を

上司の異動で適応障害に…

開発部門で一目置かれる中堅社員のTさん（30代男性）は、4月に異動して来た上司（50代男性）から仕事のミスが原因で怒鳴られて以降、度々会社を休むようになっています。最近、「適応障害」という診断書を人事に出し、2カ月ほど休むと言われました。診断書には「配置転換が望ましい」との意見がありますが…。

聞き手　こちらの事例はいかがですか？

廣川　まず、この診断にある適応障害ですけど、これが今すごく多くなってきているんです。会社に出される診断書では、うつ病よりも適応障害の診断書のほうが多いというのが現状です。

診断基準については、ストレスのきっかけとなる明確な出来事があるんですね。Tさんの場合だと、4月に上司が変わったということですね。それまで不調ではなかったけど、上司が来てから不調になったとしています。診断基準的には、「ストレスが始まって3カ月以内に発症」

とある。とにかく4月以前には全然不調がなかった。まあ、もともと不調があったかなかったのか確かめたほうがいいと思いますが、適応障害という考え方でいえば、この4月の変化の前までは不調がなかったのに、4月に上司が変わったことによって急に調子を崩しましたと。その調子を崩した内容は、例えば抑うつ、うつ病より軽めの不眠、不安とかいった症状が出ている。

そして、「2カ月休みが必要」とありますね。そのとおりに例えば、2カ月休んでから職場に戻るとします。戻す際に、診断書には、「配置転換が望ましい」と書いてあるとします。仮に別の部署にTさんが移ったとします。あるいは上司のほうが問題という場合に、上司を変えたとします。

そうしたら、ストレスの要因だった上司から離れて復職して症状が改善されて6カ月再発しなかった。要するに、この「上司の異動という出来事が不調の原因」であり、「適応障害の診断基準として重要なポイントになります。

聞き手　ストレスを引き起こす分かりやすい出来事がないと適応障害にはならないんですか？

廣川　基本的にはそうです。本人が異動して新しい環境になるとか、今みたいに上司が変わるとか、転勤で勤務地が変わるとか、結婚するとか。さまざまな環境の変化によって、ということですね。これが今非常に増えています。

今回の場合、メンタルヘルスの問題と考えると、2カ月休むのであれば、その後の復職に当たってどこに復職させたらいいか、という大きなテーマがあります。メンタルヘルスを踏まえれば、基本的に元のところに復職させます。しかし、上司が「仕事のミスが原因」でTさんを怒鳴っていたという部分、ここの問題を再発防止を視野に入れつつ、どう捉えるのかということです。

パワハラ絡みの問題というのはすごく難しいですよね。例えば、本当にパワハラが背景にあるのか、あるいはTさんがした仕事のミスとは、どの程度の内容だったのかとか、怒鳴られているってどういうふうになのかとか、そういうところをきちんと調べる必要がある。

さらに、Tさんがパワハラの問題として会社にそれを訴えて、しかるべき調査をして処分してほしいというふうに思っているかどうかですよね。まずはそこをTさんに確認したほうがいいと思う。多くの場合はあまり事を荒立てないでほしいと言います。とりあえず自分は休んで、その後自分がどこかに異動するのであれば、この問題はそんなに荒立てないでほしい、自分がどこかに異動させてもらえればそれでいいですから、という場合もあるんです。扱い方がすごく難しい。

聞き手　もしTさんが異動したとして、Tさんの立場に誰か別の人が補充されますよね。その人がTさんと同じように適応障害になる可能性は……。

廣川　ありますよね。ですので、本来はTさんの希望を聞きながらも、人事とかそういう立場の人であれば、やっぱり調査したほうがいいですよね。

Tさん以外の部下とかにも、上司が日ごろどんな指導の仕方をしているのかとか、そういう聞き取り調査みたいなものはやったほうがいいとは思います。そうしないと、（パワハラが事実だった場合）ほかの人に被害が及ぶこともあり得るかもしれない。一方、仕事のミスが会社に大きな損害を与えるような重大なものので、上司がそれを厳しく指導するというのも無理はないという状況だった可能性もありますよね。ですので、調査するときに上司の言い分とか、公平性をしっかり担保する。これも大事だと思うんですよね。

ということで、絶対NGなこととしては、ありがちなことなんですけど、本人の意思を確かめないで、パワハラの案件として上司のところにいきなり人事が行って調査に入ること。そうなった結果として、Tさんが不利益を被ってしまう。後から嫌がらせされたりとか、そういったことがないように、そこの安全の確保が大事になりま

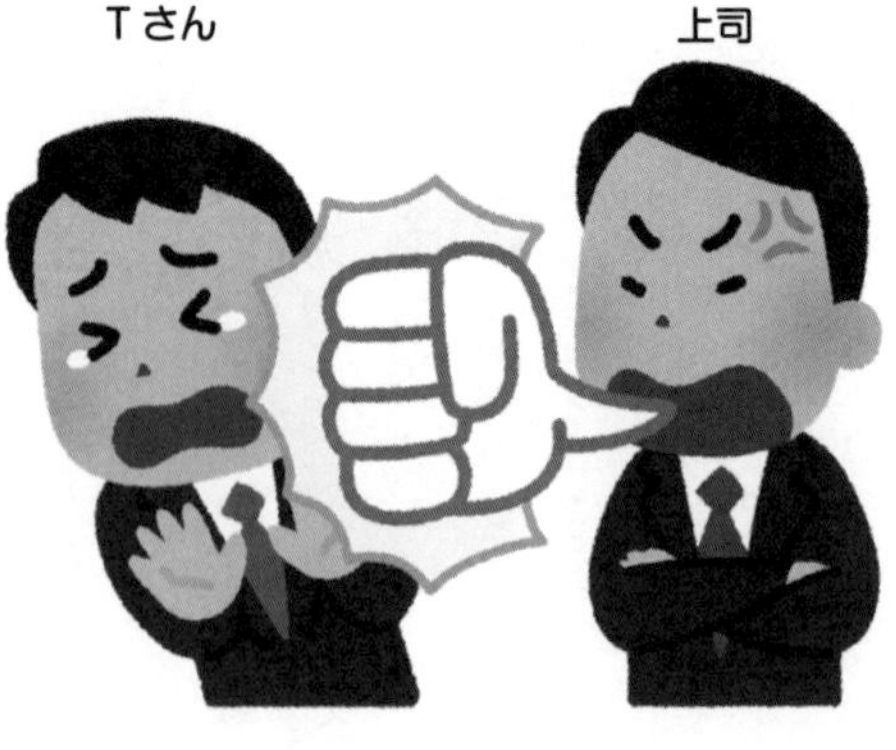

すよね。
解決のポイントとしては、公平で公正な調査に入るということですけど、ここでもありがちなのは、「メンタルを理由にして配置転換の希望を叶える」みたいな、本人の利害、「疾病利得」によって起こっている場合もありますので、これも会社としては、本人サイドの訴えだけで配置転換するのも慎重にならないといけない。双方の言い分とか状況をきちんと調査するということがポイントになります。

対応のポイント

①公平で公正な調査をすること
②メンタルを理由にした配置転換狙いもあるため、慎重な対応を

絶対NGなこと

本人の意思を確かめないでパワハラ案件として扱うこと

11　斜めの関係活用し健診糸口に

検査に異常ないが元気ない様子

50代男性社員のCさん。会社の健診で要精密検査が2つほどあり、二次検診を終えて病気は何も見つからなかったのですが、最近元気がなく、仕事のスピードも落ちています。つい先日、会社の近くの道路で足元がふらついた状態で歩くCさんが、段差につまずき転倒しかけているのを複数の社員が目撃したそうです。何かしらサポートが必要な状況なのでしょうか…。

聞き手　こちらの事例はいかがですか？

廣川　二次検診を受けたけど、何も病気がみつからなかった。けれど、やっぱり何かの病気ではないか、ということを心配している可能性もありますね。そうだとすると、心気症に当てはまるかもしれません。気に病むっていうことですが、こういう病気があるんです。具体的な器質的な身体の病気がないのに、自分が重篤ながんとか心臓病ではないかとか、そういう病気にかかっているんじゃないかというように、強く思い込んでしまう症状が出るというものです。背景には、何か先行きに対する不安のようなものがあって、これが続いてしまうと、うつ病みたいになります。根拠がないのに心配性が高じてしまって、もう悩み自体を悩んでいるみたいな感じです。

聞き手　もしかしたらこういう病気なんじゃないかみたいな…。

廣川　そのうちにだんだん心配の種が悩みの実態になっていくみたいなものがあります。

もう一つは、男性の更年期が考えられます。まだあまり男性の更年期って、知られてないかもしれませんけど、だいたい40代以降で始まる人はいます。

聞き手　えっ、結構早いんですね。

廣川　早い人は早いんです。この人は50代ですけど、60代でもあるし、実は女性の更年期に比べて、男性のほうが年齢の幅が広いんです。しかも終わる時期が、女性の場合だと比較的はっきりしてはいるんですけど、男性の場合は、いつ終わるかが分からないというようなことがありますね。

原因は、テストステロンという男性ホルモンの減少といわれていますね。ホルモンが低下すると意欲だけでなく、性欲も食欲も減退して、当然パフォーマンスも落ちます。この事例もそうですよね。元気がなくて、仕事のパフォーマンスも下がってきて、これに不眠が加わる。夜中に目が覚めて、目が覚めた後なかなか寝つけなくて、仕事で心配なこととかがぐるぐると思い浮かぶとか。それからイライラ。ちょっとしたことでイライラしたり、怒りっぽくなるとか。そういった症状も出やすいですし、身体の筋力もだんだん…。

聞き手　段差につまずいていることを目撃されていますね。

廣川　そう、筋力が衰えるんですね。ですから、段差につまずいたり、転びやすくなる。足のつま先なんかが上がらなくなって、ちょっとしたでっぱりでも、つまずいてしまうということが起きたりしますね。ということですので、今回のケースはちょっと心配ですよね。絶対にＮＧなことは、放っておくってことですかね。病気そのものは、どこか内臓が悪いというものではないけれど、先に述べた心気症や更年期は、可能性としてはありますし、やっぱりそういう観点から医師にもう一度診てもらったほうがいいと思いますね。

解決のポイントとしては、まずは職場のなかでいうと、仕事のパフォーマンスが下がっている部分、そこを入口に問題として捉える必要があります。上司が本人に直接

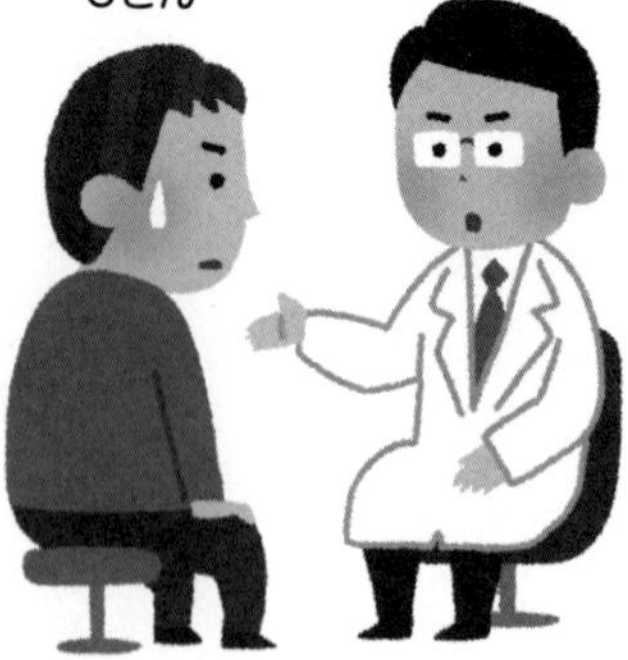

「最近元気なさそうだし、仕事もちょっと気になるんだけど、どうなの？」とか、聞いてみるということもありますし、それから会社に健康管理室とか、看護師などがいるようであれば、そっちから様子を尋ねるというのもあります。上司からだとちょっと事を荒立ててるというか…。

聞き手　圧がかかってしまいますよね。

廣川　上下の関係というより、少し斜めの関係の人たちをうまく活用するのが良いです。だから、できれば看護師さんなんかが健康診断の結果を理由に呼んで、「最近どうですか？」っていうふうに体調も含めて、トータルでCさんの話を聞いてあげるとか。あるいは、そこで看護師や産業医から更年期などの可能性も含めてもう一度受診を勧めるとか。

あと、家族から言ってもらう方法もあります。家庭でも何か変化が起きている可能性があると思いますので。その際、家族とどうやって連絡を取るのか、同僚でCさんの奥さん、知り合いとかそういうつながりがあればいいですが、直接会社から奥さんに電話するとかなり改まっている感じがします。ですので、上司と同僚が少し相談して、周囲に斜めのサポーターを探します。例えばCさんの同期の人とかですね。その人にCさんの近況を聞いたり。家族でよくあるのが、子供たちが皆自立して家を出ていき、奥さんと二人だけになってそれがストレスになっていたりとか。ですので、Cさんが今どんなことが気がかりなのかとか、そういうことを気軽に話せるような人につなぐということが解決のポイントかなというふうに思いますね。

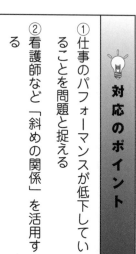

対応のポイント

①仕事のパフォーマンスが低下していることを問題と捉える
②看護師など「斜めの関係」を活用する
③健康診断結果を入口に話をする

絶対NGなこと

Cさんをそのまま放っておく

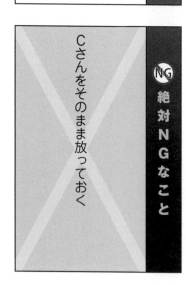

12　上司に直接話す機会提案を

テレワークで業務量が低下

テレワーク勤務が多くなってから、処理できる業務量が落ち込み、パフォーマンスが低調な社員が何人かいます。その一人であるBさん（40代、男性）は、通常の半分ほどの業務量しかこなせなくなり、ウェブ会議でも覇気がない感じでした。後日、産業医面談でその理由について詳しく尋ねると、上司から頻繁に連絡があり、気が散る、上司の態度が他の社員と比べて自分に厳しいと不平を述べ、やる気が削がれると言います。どうしたら良いでしょうか…。

聞き手　という質問なのですが…。テレワークって最近増えてきたと思うんですけど、私自身もコロナ禍になってから人と直接会うことが減って、相談できる場所が少ないなかでの問題だと思うんですけど、いかがでしょうか。

廣川　テレワークの普及によってあちこちでこういった問題が起きていますし、メンタルヘルス不調の人なども増えてきていると思うんですよね。このBさんは40歳ぐらいとのことですから、大きく仕事のやり方が変わって、このウェブとかＺｏｏｍの会議とかを使いこなすといったことが、それだけで一苦労だったりするのかもしれません。

聞き手　そうですね。長年勤めてらっしゃったらそれに慣れていますし。

廣川　それでテレワークでのＺｏｏｍの会議などで、私がよく言っているのは「廊下の立ち話」がなくなったという話です。会議自体はＺｏｏｍで時間が来たらパッと始まって、１時間きたらパッと終わるみたいに、ウェブ会議の場合は時間が延長しないことも多い。むしろきちんと時間どおりに終わるということが多くなっています。そのため、対面だと開始前や終了後に交わされる何気ない雑談みたいなことがなくなった。あれって結構根回しとか、さっきちょっと言いすぎましたというフォローとか、いろんな糊代みたいなところがあったんですけど、そういう諸々がなくなって時間が来たらバシャッと終わるようになった。

聞き手　コミュニケーションの場とか、そういう普段の何気ない話をできる場所がなくなった。

廣川　そうですね。比較的若い人はＬＩＮＥのやりとりとかで、結構密にやれていれば大丈夫というのがありますが、ある程度年齢がいった人のほうが（オンラインのコミュニケーションは）苦手な感じですね。

聞き手　ＮＧなこと、やってはいけないことは何でしょうか。

廣川　そうですね。まず産業医の立場だとすると、本人に確認を取らずにこの内容を上司に伝えるということがNGですね。Bさんは、上司に不満を言っていたということが上司に伝わると、今よりもっと状況が悪くなるもしれません。あとは、今コロナでテレワークでみんなが大変だからしょうがないですよね、といった叱咤激励もあまり助けにならないですよね。

聞き手　助け舟を出してあげるやり方もちょっと考えてあげないとダメって感じですかね。それでは解決のポイントは？

廣川　さっきの廊下の立ち話じゃないですけど、このBさんと上司の間でのコミュニケーションが不足していることによって、お互いにネガティブなものがどんどん膨らんでいるかもしれませんから、なるべく直接2人が話ができる対面の場を設定してあげる。ワン・オン・ワンの話し合いができるように設定してあげるというのがポイントの1つです。

聞き手　そういう機会を作ってあげるということですね。

廣川　もう少しいろいろ考えると、上司とBさんの関係が悪い場合、他の社員と比べると厳しくあたっているとかいうことが、ここが直接話し合って溝が埋まればいいんですけど、話し合っても埋まらない場合ですよね。その場合はどうするかという話になりますかね。もう1つはこのBさんの話を産業医とか、看護師とか、カウンセラーのような人がときどき聞いてあげる。愚痴を聞いてあげることで、少し発散させるというか、ガス抜きみたいな。

聞き手　楽になれる場所を作る。

廣川　Ｚｏｏｍでもいいですから、聞いてあげるというようなこともできるんじゃないかと思う。Ｂさんの上司のさらに上の上司に相談なんてみたいなこともあるけど、これをやると問題が大きくなりますから、よっぽど上司とＢさんの関係が悪くてＢさんの体調に影響が出ていれば、上の上司も巻き込んだほうがいいかもしれませんが、まずは当事者間でやって、次に産業保健関係者からの支援じゃないですかね。

対応のポイント

①上司にＢさんと直接話す機会を作れないか提案する

②Ｂさんの相談を産業医や看護師が聞いて〝ガス抜き〟をしてあげる

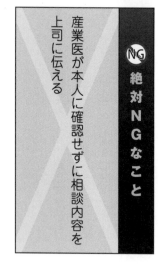

NG 絶対ＮＧなこと

産業医が本人に確認せずに相談内容を上司に伝える

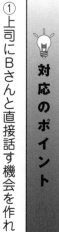

13　ストレスの原因丁寧に傾聴を

異動後に吐き気　体調不良続く

総務部から広報部に異動して半年が経った男性Aさん（30代男性）。朝通勤途中の電車内で吐き気に襲われ、内科や胃腸科などを受診したものの原因が分からないと言います。胃に痛みを感じることもあり早退したこともあります。

保健師のBさんが相談に乗ると、仕事に慣れないことと離婚調停中であることを話し、「吐き気と関係があるのか」と尋ねられました。どのようなアドバイスが適切でしょうか…。

聞き手　こちらの事例はいかがですか？

廣川　まず症状として吐き気があったり、お医者さんに行ったけれども、原因が分からないということなので、考えられるのは「心身症」という可能性がありますね。

「心身症という言葉には、「心と身体どちらの頭文字も用いられていますけど、「心因で、身体に、症状が出る」というものなんです。

心因というのはストレスのことですよね。それが要するに、胃とか腸とかに影響してくる。そんなに深刻じゃないかもしれないけど、ずっと長引くような不調、不具合なんかが、これに当てはまるわけです。このケースもその可能性がある。

Aさんの場合、どんなことがストレスになっているのかということがポイントになります。お仕事でいうと、総務部から広報部に異動して半年ということなので、新しい部署での適応が上手くいっていない可能性もあります。

もう一つは、すでに保健師のBさんにも話をしていますが、現在、私生活では離婚調停中ということで、家庭がゴタゴタしていることと、仕事の不適応の可能性と、両方の要因が考えられますよね。

聞き手　どちらも重なって症状に出ている。

廣川　その可能性がありますね。そうすると、解決のポイントとして保健師のBさんが心掛けた方が良いことは、こういったAさんが抱えている心のストレスを、ある程度本人から話をさせる形でリラックスさせることです。

仕事ではどんなことに困っているのかとか、何が合わないのかとか、お家の気がかりはどんなことなのかといったことを、Aさんが話したければそれを聞いてあげること、傾聴してあげるというのがポイントになります。

その一方で、ＮＧなことというと、あまり家庭の問題に首を突っ込みすぎないということがありますよね。「わたしがなんとかしてあげましょうか」とかといったふうに、保健師などが過度に肩入れしてしまうというのは、やっぱり職場のスタッフとしては行き過ぎていますよね。

上司のスタンスとしても、Ａさんがこういうふうに身体の症状が出て、早退があったり、このあと欠勤が出てきたりということもあり得ますから、勤怠の状況とか仕事のパフォーマンスに顕在化してきた場合に、Ａさんにどんなストレスがあるのか上司が聞いてあげることができればいいと思います。その際も、気をつけることはさっきと同じですね。家庭のことと仕事のことのストレスの割合がどのくらいあるのかといったところに注意したほうがいい。Ａさんは、例えば保健師さんには家庭の話をしましたけど、上司にはしない可能性もありますよね。

その辺を例えば上司が保健師さんから「家のことも何かあるようだ」と聞いていたとしても、あまり上司から

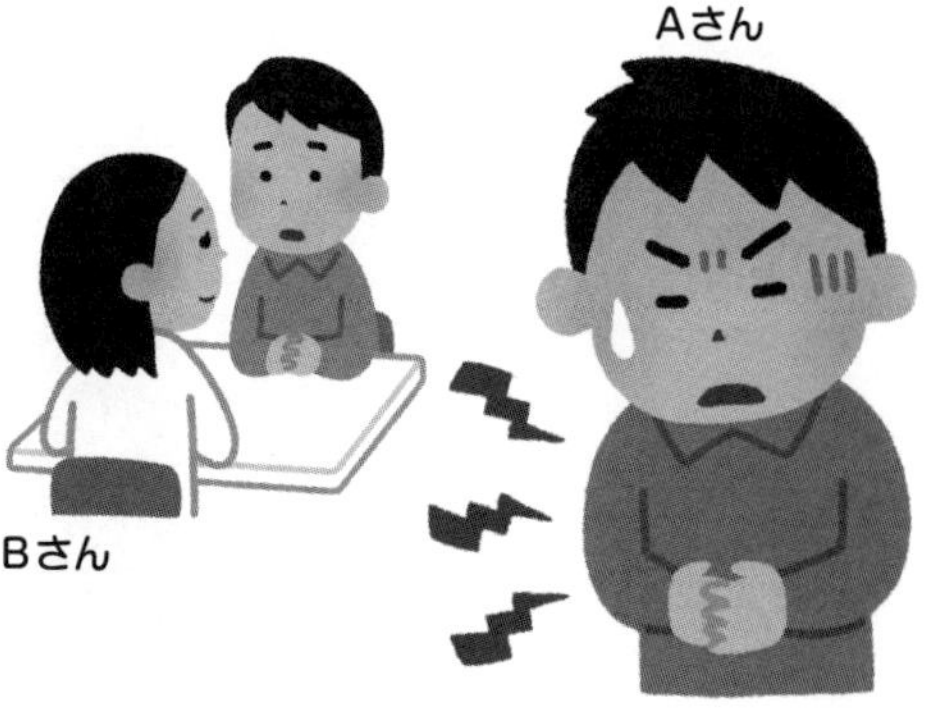

Aさんの私生活をこじ開けるというのもやらないほうがいいと思いますね。

対応のポイント

保健師は、Aさんのストレスの原因について傾聴する

絶対NGなこと

家の問題に首を突っ込みすぎない

14　定期健診の機会を活用へ

高ストレス者が医師面接を避ける

入社5年目の男性Aさん（30代男性）。ストレスチェックの結果、高ストレス者と判定されました。普段から時間外労働が多く、質問項目の「非常にたくさんの仕事をしなければならない」「時間内に仕事が処理しきれない」が「○」になっていました。しかし、忙しい、時間が取れないと言ってなかなか医師面接を受けてくれません。ここ数カ月は、体調不良による欠勤も何回かあったようです。どうしたら良いのでしょうか…。

聞き手　こちらの事例はいかがでしょうか？

廣川　まず相談者の設定は、ストレスチェックの個人結果が見られる立場の人と考えると、企業の中の看護師さんとか、医療スタッフを想定したいんですけど、ストレスチェックの結果が高ストレス者と判定される人は、だいたい組織の人数の1割ぐらいはいるんですね。高ストレス者の人に医師による面接指導を勧めても、そのまた1割ぐらいしか面接を受けてくれない。

全体の1割の1割ですから、1%ぐらいしか面談までつながらない実態がありますので、こういうケースが多いと思うんですね。それで例えばですね、定期健康診断という身体全体の健康診断を年に1回しますが、そのときも看護師さんとかが身体の調子について面談する機会があるんですね。ですから、この人は高ストレス者というのがあらかじめ分かっていれば、身体のほうの相談に来たときにそれとなく「職場のストレスとかどうですか」というふうに水を向けてみることもできますよね。

それから残業時間。これはひょっとすると人事と連携することになるかもしれませんが、残業時間の月80時間とか100時間とか、産業医の面談をそこに絡ませないといけないルールがありますので、そっちと合わせてやってみる。この人も時間外労働が多いと書いてありますから、そういうところから面談に持っていくのもありですね。あるいは、身体の問題があれば、血圧や尿酸値が高めだとか、糖が出ているとか、そういったストレスだけではなくて身体のほうの数値の気になるところ、アスタリスクがついていて要

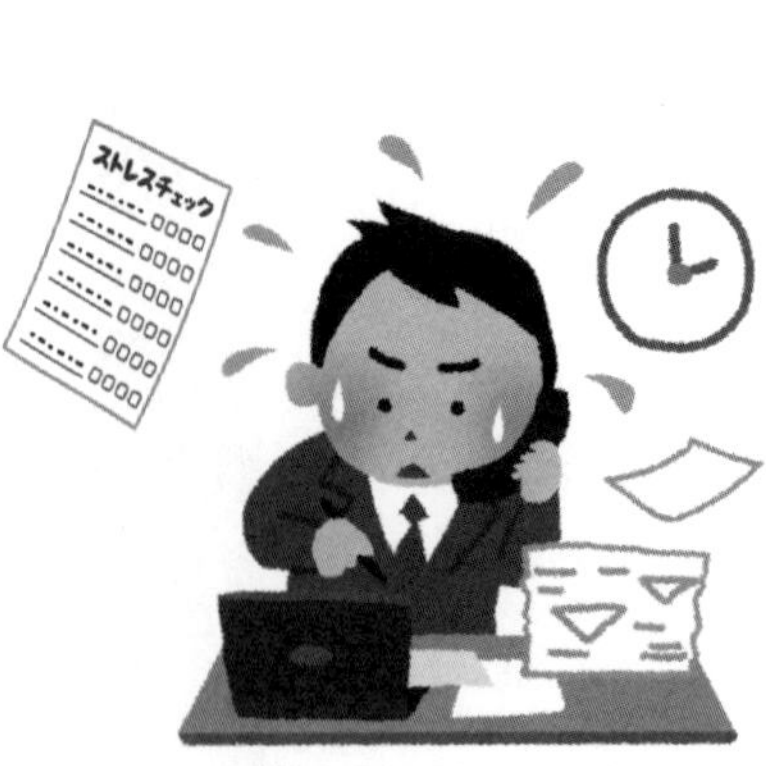

検査とか書いてありますよね。それを切り口に「ちょっと話に来ませんか？」と言って、保健室に呼ぶやり方もあります。以上が解決のポイントです。

ＮＧなことは、Ａさんが高ストレス者という判定が出ていることを心配するあまり保健スタッフが上司に直接伝えることとです。本人の了解を得ないで、「おたくのＡさん高ストレスなんですけど」と伝えてしまうことは、個人情報なのでこれはＮＧです。

聞き手　廣川先生。そもそもの質問なんですけど、ストレスチェックというものは、具体的にどういったものなんですか。

廣川　はい。企業では、定期健康診断ということで主に身体の健康診断をやってきたんですけど、心の健康診断も年1回、会社で従業員のストレスの現状を調査するというのが義務づけられてきたんですね。その結果というのは、産業保健スタッフとか、衛生管理者とか共有できる人が限られていて、人事とか、上司とかに知られないということが基本的には保障されているわけなんですね。

聞き手　ああ、プライバシーということですね。分かりました。ありがとうございます。もう一つなんですけど、時間外労働が多いというのと、あと体調不良による欠勤が何回かあるということで、その辺は上司の人が気に掛ける部分かなと思うんですけど…。

廣川　まず産業保健スタッフ、看護師さんとかですが、この人たちが高ストレス者の情報を持っています。上司には、残業、欠勤という情報がある。人事も残業などのデータを持っています。ただ、誰が高ストレス者だという情報は上司や人事に伝えられないんですよね。

それで、相談者は、職場の状況のことをなんとなく漏れ聞いているということがあって、ですので、やっぱり最初は高ストレスのことや体調、あるいは身体のデータのこと、この辺の話からAさんに働きかけてみる。しかも「職場の残業時間とか欠勤とか、ちょっとあるみたいですけど」と言って、Aさんから上司に「ちょっと過重労働の面とかを相談できないでしょうか」というふうに話せるように持っていけるかやってみることが必要です。

ただそれでも、Aさんの欠勤がもっと増えてくるようになったときは、本人に了解を取りながら（産業保健スタッフから）上司に直接働きかけるみたいなやり方も考えていかないといけないかもしれない。ここに産業医も交えてですけどね。

聞き手　高ストレスのこととかを伝えずに、残業とか欠勤があるみたいですが、という感じで伝えるということですかね。

廣川　そうですね。

聞き手　ストレスのことはプライバシーだから言えないっていう状態なんですね。

廣川　この人が高ストレス者とは言わないけども、やんわりこうニュアンスを伝えるという感じになりますかね。そんな感じで関係する人たちが守っていく。ですからコーディネーターに近い。産業保健スタッフはコーディネーターみたいな役割ができればいいんじゃないでしょうか。

対応のポイント

①定期健診の面接時にストレスの状況について尋ねてみる

②月80時間超など長時間残業の医師面接と絡ませて面談する

③身体の方の有所見を踏まえ保健室に呼ぶ際に話をする

絶対NGなこと

本人の了解を得ずに上司に高ストレス者であることを伝える

15　自己主張訓練が有効に

中堅社員が逆パワハラか

得意先でも評判の高い営業部の中堅社員Kさん（40代男性）は、たびたび上司Sさんに酒の席でケンカを売ることが多く、先日Sさんがパワハラ相談窓口に苦情を言いに来ました。「人格が変わったようにおれのことを罵倒する。処分してくれ」とのことでした。社内調査を進めると、他にも先輩社員CやDさんにも会社の飲み会で暴言を吐いていることが分かりました。本人はよく覚えていないと言います。どうしたら良いでしょうか…。

聞き手　今回の事例はいかがでしょうか？

廣川　まずKさんは昼間は仕事ができて、得意先でも評判で評価が高いわけですよね。暴れるのは酒が入ったときだけなんですよね。

聞き手　こういう有能な人に限って多いことなんでしょうか？

廣川　限ってはいないかもしれませんけど、有能な人の中にも、過剰適応というか、昼間すごい頑張って、しかも良い面だけを出していて、ネガティブなこととか、腹が立ったり、否定的なことを言うのを無意識に我慢している人がいます。その抑圧が酒の力で取れると本音がバーっと吹き出すみたいな可能性がありますよね。Kさんの場合は、これかもしれません。

そうすると、(上司Sさんが)「人格が変わったようにおれを罵倒する、処分してくれ」と訴える「逆パワハラ」というのは、今多いと言えば多いのですけれども、このケースの場合は、逆パワハラだと決めつける前に、この昼間と夜の落差の大きさにも注目したほうがいいと思います。

酒が入ったときだけ解放されてしまうというKさんが溜め込んでいるストレスとか怒りとか本当に言いたいこと、これを昼間我慢しているという問題を少し軽くしてあげると、もうちょっと穏やかになるんじゃないかという気がします。ですので、昼間のコミュニケーションをKさんとSさんとの間で、もうちょっと本音を伝え合えるような工夫が必要です。

Kさんの昼と夜のギャップには、抑圧された本音が隠れています。それをちゃんと昼間のコミュニケーションのなかでやりとりできるのが大事ですよね。例えばアサーショントレーニング、自己主張訓練みたいなものですね。上司とケンカ腰にならないで反対意見とかを述べる丁寧なコミュニケーションの取り方の訓練などもありますので、Kさんにはそれを練習する研修会に行ってもらうとか、パワハラで処分する前にですね、研修会に必ず行くことを条件にするというふうにやってから判断するのでもいいんじゃないかと。

聞き手　自分の意思を伝える練習なんですね。

廣川　そうですね。昼間はイエスマンなんだけど、酒の力を借りるといきなり暴れるみたいな、両極端ですよね。

もうちょっと中間でコミュニケーションする必要があります。相手の意見も聞きながら、自分はこう思うんだということを、酒の力を借りなくてもきちんと交渉して解決を探せるようなコミュニケーションを取れるようにということですね。

なので、NGなことは、これをあんまり発達障害の人ではないかとか決めつけない。それから昼間ちゃんとやっているということをしっかり評価してあげる。

聞き手　なるほど。そうですね、評判がいい人ですもんね。

廣川　この上司Sさんの方もパワハラ云々という前に、昼間もう少しKさんの本音が言いやすいようなコミュニケーションを心掛けることが大事だと思います。

Kさんの方もSさんの前では、常にイエスマンみたいなことにならない、反論するところは反論するというふうに、先ほど説明したアサーショントレーニングというやり方もあります。たとえネガティブなことでも酒の力が入らなくても上手に伝えられる練習ですね。これをやったらいいと思いますし。その研修会に参加させることもありだと思います。

聞き手　お互いが本音、自分の意見を言い合える関係性づくりが大切ということですね。

廣川　それプラスKさんのストレス対処法を考えてあげる必要がありますね。これが今酒だけに偏っている感じがしますので、もうちょっと健康的なストレス発散の方法で後押しする。趣味とかスポーツとか、なんかそういうのをもうちょっとKさんの発散法の幅を広げる方向でサポートするというのもあるかもしれませんね。

対応のポイント

①本音を言い合えるよう昼間のコミュニケーションを円滑化
②上司とケンカにならずに意見を言える丁寧な自己主張を学ばせる
③Kさんのストレスの発散方法の幅を広げるサポートも必要

絶対NGなこと

発達障害ではないかなどと決めつけない

16　失敗続きの新人がADHDの診断書

USBメモリーを忘れたり会議の日を間違える

先日新入社員のYが取引先に誤って会社の内部資料を送信しました。あまり機密性の高い情報ではなかったものの、予算に関する情報などもあり、会社内で大問題になりました。上司に聞くと、入社早々、営業先にプレゼン用のUSBメモリーを忘れてきたり、重要な会議の日時を間違えたりとミスを繰り返しているようです。

その後、YはADHD（注意欠如多動症）の診断書を出してきました。どのような支援が必要でしょうか…。

聞き手　こちらの事例なんですけど、私も最近よくADHDという言葉を耳にするんですけども、こちらは具体的にどういう症状なんでしょうか?

廣川　まずそこから説明します。ADは、「Attention-Deficit」（注意欠如）、HDは「Hyperactivity Disorder」（多動症）を意味しています。多動と聞くと、動き回っているようなイメージがありますが、「Hyperactivity」は行動力があるといったプラスのニュアンスも感じられますよね。
最初の注意欠如ですが、特徴に不注意が挙げられます。忘れ物があったり、日時を間違えたり、締め切りを守れなかったりとかですね。加えて、集中力が続かないというのがあります。同じ場所、例えば会議で30分じっとしていられないとかです。その次の多動は、離席が多いとか、落ち着かないとか、おしゃべりだとかという特性があります。しかし、これは長所でもあるんです。フットワークが良いとか…。

聞き手　チャレンジ精神が旺盛だったりとか。

廣川　そうです。フットワーク、チャレンジ、ひらめきですね。起業家の中にこういう人たちが結構います。思い浮かぶ人が何人かいますよね。ですから、必ずしも欠点ばかりではないんです。

聞き手　むしろここだけ聞くと結構長所ですよね。会社にとっても有益な部分だと感じます。

廣川　ただ、Yさんの場合、診断書を出してきていますよね。前は少なかったのですが、最近自分から診断を受けに行き、診断書を会社に提出するケースが出てきました。

聞き手　誰かに言われて診断書を取りに行くのではなく、自分から気づいて取りに行って出してくるんですね。

廣川　以前であれば周りが発達障害の傾向があると考えて、お医者さんに行ってみたらと勧めたんだけど、本人が一向に行こうとしないという問題が主でした。今は自ら行って診断書を持ってくる例がぽつぽつ現れています。

聞き手　どのような支援が必要でしょうか？

廣川　解決のポイントですが、まずは、本人にどうしてほしいのかということを会社は確認をしたほうがいいですよね。

聞き手　勝手に対応するのではなく、どのように対応してほしいか、こちらから話を聞くということでしょうか。

廣川　できれば会社の人が主治医のところに本人と一緒に出向いて、診断を踏まえて会社で仕事をさせる場合、どういうことに配慮すべきかを三者が確認するのが良いです。それが第1のポイントです。NGなことは「おまえADHDなんだって」「アスペルガーなんだって」と差別する、馬鹿にすることですね。こういう言動はさまざまな職場でみられますが、これは絶対やってはいけません。

聞き手　また違う問題にもなってきますよね。

廣川　そう、ハラスメント案件になりかねません。一方、診断書を受けて、無条件に本人のやりたい仕事に移したり、軽くしたりというふうにすぐに譲歩する必要はありません。さっき言ったように、本人と主治医に確認して会社に対する要望を尋ね、会社としてできる範囲のことはこういうことですと説明して「合意的配慮」について折り合いをつけていくことが重要です。

聞き手　なんでもかんでも聞いていかなくていいよと、こちらの意見と相談しながら決めていってという感じですかね。

廣川　そうです。だから、解決のポイントをもう少し深掘りすると、今営業に就いたばかりで、失敗続きなわけですが、例えば、あまり営業先やお客さんに迷惑が掛かることが少ない業務とか、内勤でこの人ができそうな仕事とかを提供できるのなら、そのような配慮が糸口になるかもしれません。

聞き手　ひらめき力とか、チャレンジ力を生かせるようなものを与えるということでしょうか。

廣川　そうですね。そんな感じですね。

対応のポイント

①本人に会社にどうしてほしいのか確認をすることが必要
②会社ができる範囲のことを説明し本人と条件面で折り合いをつける

絶対NGなこと

周囲が差別的な取扱い、言動をしないように会社が配慮する

17 上司が交際迫り抑うつ状態に

> **断ってからいやがらせが…**
>
> 飲食チェーンを展開するF社。店舗でホールを束ねる女性Aさんから、「抑うつ状態」との診断書が提出されました。エリアマネージャーがAさんに聞くと、店長に交際を迫られ、断ってからいやがらせや暴言を受けるようになったそうです。しかし、店長に話を聞いても逆上して「彼女は嘘をついている。ぼくは何もやっていない」の一点張りです。店舗では混乱が広がっており、早く収束させたいのですが…。

聞き手　こちらの事例はいかがですか?

廣川　これもなんかよくありがちなケースですね。

聞き手　そうですね。最近よく聞くケースだと思います。

廣川　こういったケースの場合、どういった印象を持ちますか?　どんなふうに感じますか?

聞き手　100%女性側の立場になったら、もう店長がシラを切っていることが許せないというか…。何もやっていないというのは絶対ウソだなって思いますね。嫌がらせや暴言とか。断ったことを逆恨みしてそういうことするというのが理解できないというか考えられないです。

廣川　なので、絶対NGなこととは、このまま店長の言い分のほうがとおってしまって、事件がもみ消されてしまったり、それによってこのAさんが泣き寝入りしないといけない状況になることですね。一番やってはいけないことです。今はそのようなやり方は通用しません。例えば、SNSでAさんがいろんな情報を拡散し出したりすると、もっと余計に騒ぎが大きくなってしまうということもありますから、できるだけ早く手を打たないといけないというのが1つあります。

あと、Aさんが抑うつ状態と書かれた診断書を持ってきているので、Aさんに会社と店長にどうしてほしいのかという本人の気持ちとか意思を確認するというのがまず必要になります。そして、この診断書で例えば1カ月休ませてくれという話なのかとか。ただ、こういうケースだとお休みしたら解決するという話でもありません。職場の環境そのものを変えていかないといけませんから。もしAさんが少し休養させてくれというのであれば、もちろん休ませる必要があります。後は、やはり会社がきちんと事実関係の調査を行わなければなりません。今店長が逆上していますが、同僚たちも含めた公平な聞き取り調査というのをするべきだと思います。けれども、これもまずはAさんにどうしてほしいのかということを確かめる必要があります。

飲食チェーン店のF社が今回の事件をセクシュアルハラスメントの問題と受け取って、本格的な調査に取り掛かるということをAさんが望んでいるのかどうか。人によってはそこまで荒立てないでほしいってこともありますし、これは避けたいパターンですが、訴えた後、Aさんに結果として不利益なことが生じて、Aさんが辞めざるを得ないということも起こりがちです。

さらに、店長の側から考えた場合、本人は今逆上して否定していますが、ハラスメントをしているという自覚がないということが結構あります。例えば、店長がAさんに「夜ごはん一緒にいかない？」というふうに誘ったとして、Aさんもやはり職場の上司に当たる店長から言われているので、無下になかなか断りにくいという図式があります。お義理で1、2回お酒を飲みに行くのに付き合ったりしてしまうと、店長の側は、「僕はAさんに

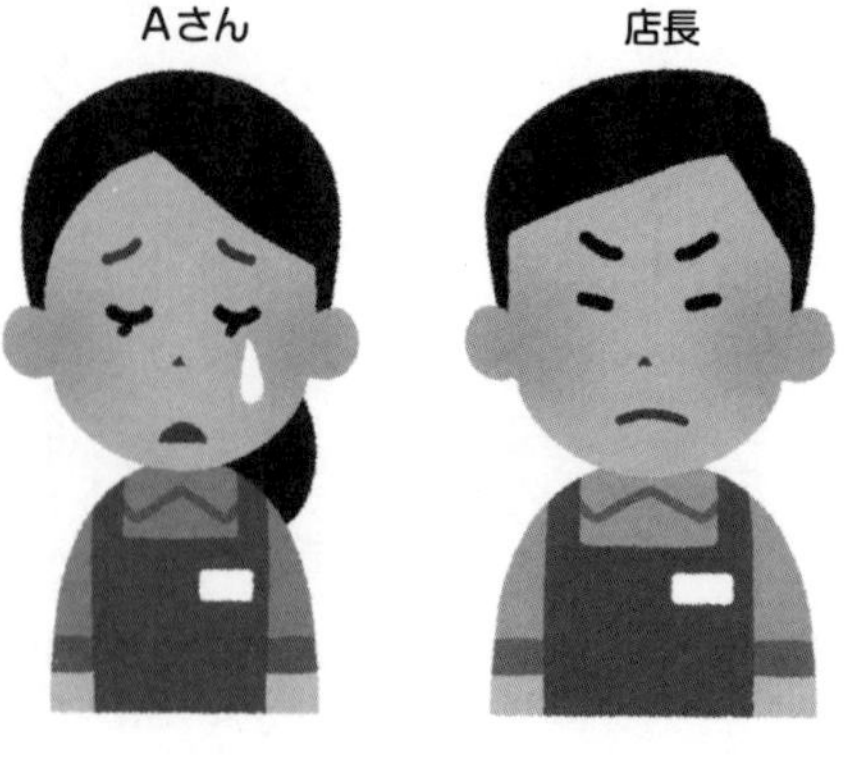

好意を持っているけど、Aさんのほうも僕のこと嫌いじゃないんだ」というふうに勘違いが勘違いを呼ぶことがありがちです。

聞き手　断られなかったというのがありますもんね。

廣川　だいたい都合がいいほうに勘違いをしていってしまうので、結構セクハラのケースはこういう妄想がどんどん膨らんで大きくなっていって、「プレゼントをしたら返してこなかったから受け入れられている」というふうになっていくんですよね。でも、それは、要するに、立場的に上位の人が言ってきたことに対して、下の人が断りにくいものだという構造が分かっていないことが多いのです。

ですから、そういう意味では、容易に勘違いしてしまう管理職を減らすためにも、会社としてハラスメント研修会のなかで今のような構造で断りにくい側面があることを伝えるべきですね。別にあなたが愛されているわけじゃないと（笑）。愛されている場合もあるかもしれないけど、ほとんどないので、それは研修会できちんと伝えたほうがいいと思います。また一般社員向けにも仕事上のこととプライベートのことを明確に分けて、プライベートでは断ってもいいんだと、あるいは曖昧にしておくことによって、都合のいいように誤解される可能性もあるということを、研修としてやっておく必要があるかもしれませんね。

（参考）セクハラをめぐる最近の動き

2020年6月、改正労働施策総合推進法（通称パワハラ法）などの施行と併せてセクハラ・マタハラ関連規定が修正・強化された。セクシュアルハラスメント防止対策について、事業主に相談したことなどを理由とする不利益取扱いの禁止や自社の労働者が他社の労働者にセクハラを行った場合の協力対応を追加している。

対応のポイント

①Aさんの気持ちや意思を確認することがまず必要

②本人の意向を踏まえて本部が同僚を含め事実関係の調査を行う

絶対NGなこと

店長の言い分がそのままとおり、セクハラがもみ消されること

18　新入社員が上司から圧力？

仕事の評価めぐり長時間問い詰める

最近、製品開発部で新入社員の退職が相次いでいます。昨年異動してきた上司Xは、他社から引き抜かれてきた実績のある実力派で、仕事の評価をめぐって長時間問い詰めることが多いようです。それが新入社員にはかなりプレッシャーとなるようで、突然休職したり、退職に至るケースにつながっているようです。穏便に解決したいと考えていますが、どうしたら良いでしょうか…。

聞き手　こちらの事例ですが、新入社員の方で、仕事にも慣れていない状況のなか、長時間問い詰められたりすると、やっぱりきついものがあるかなと思うんですけど…。

廣川　そうですよね。しかも、新入社員の退職が相次いでいるっていうのは、おそらく何らかの問題が起こっていると考えたほうがいいですよね。

まず前提として今回の相談者の方は、人事の人を想定していきたいと思います。ポイントの

1つは、Xさんが他社から引き抜かれてきた実力派で、彼自身も相当プレッシャーがあるだろうなと考えられることです。

業績上げないといけなかったり、商品開発でちゃんと売れるものを作らないといけないというようなプレッシャーですね。本人もプレッシャーを感じているなかで、新入社員たちにきつく、長時間問い詰めてしまうのかもしれない。

聞き手　プレッシャーがあるぶん、よりきつく当たってしまうんですね。こちらの解決策ですが、絶対NGなことはありますでしょうか。

廣川　例えば人事の人がいたとして、直接何の用意もなく、Xさんに「パワハラじゃないの？」「社員たちが言ってますよ」などと告げ口する構造にならないようにしないといけませんよね。そこがまず重要です。

あるいは新入社員のAさん、Bさんが相談に行ったとしますよね。これってパワハラじゃないかと相談に行ったときも、Aさんたちが相談に来たという事実をXに言っていいかと本人に確認しないといけませんし、だいたいこういう場合は、AさんもBさんも言わないでくれっていうわけですよね。

聞き手　よりきつく当たられそうですね…。

廣川　Xさんが知ったら「おまえら何告げ口してるんだよ」となりますから、匿名性を守ってあげないといけないです。NGなことはそういうことですよね。

解決のポイントとしては、社員の退職が相次いでますから、辞めていった社員に人事がきちんと退職理由を尋ねることです。Xさんのマネジメントにハラスメントに近いような言動があったかどうかを、具体的に詳しく聞かせてもらうということが必要になりますね。

聞き手　軽く聞くだけじゃなくて詳細を把握する。

廣川　そうです。今のところ真っ黒のパワハラとはいえないぐらいのグレーゾーンですから。長時間問い詰めるあたりが気になるところですけど、これが大勢の前で叱責が長時間にわたるとか、叱責の仕方が人格否定になっているとか、本人がとてもこなせない業務量、いつ いつまでにこれを開発してこいと言ったとか、無理難題を押しつけていたら明らかにパワハラです。

ですので、もう少し辞めた社員の退職理由を掘り下げて、具体的な言動に傷ついて耐えられなくなって辞めたというような例が複数認められたら、少し材料になりますよね。その結果を人事部長あたりからXさんに伝えて、「一概にパワハラとまではいえないけど、今あなたがやっていることはかなりグレーゾーンですよね」という警告を出します。イエローカードですね。これがもうちょっとエスカレートすると、レッドカードになりますよというような、本人に自覚を促すよう諭すのが重要になると思います。

聞き手　伝えてあげないと、もしかしたら全然気づいてない可能性もありますよね。

廣川　そうなんです。こういう人ってだいたい熱血で、そして正論で攻めてくる。言うことは間違ってはいないけれども、それを強引に人に押しつけるところがあります。

聞き手　これが若手のためになっていると思い込んでやっているかもしれないですよね。

廣川　「おれはこいつらを育てるために指導をやっているんだ」という信念があるからです。比較的パワハラしやすい人の3要素は、熱血・正論・信念といえそうです。だから全然悪いと思っていない。Xさんも3つすべて備わっている可能性があります。

聞き手　そこが結構ややこしいところですね。

廣川　ですから、その問題にちょっと気づいてもらって、「昔はXさんのやり方でついてきたかもしれないけど、今の若い社員だと引いてしまうし、ついてこられない人たちが出てきているんですよ」とアドバイスするのが良いです。そのあたりも解決のポイントではないでしょうか。

対応のポイント

①人事部が退職理由をちゃんと聞く
②具体的な言動があれば本人に伝える

絶対NGなこと

相談者に断りなく人事が上司に注意すること

19　新入社員が叱られて泣く

ミスや遅刻指摘したら…

新入社員研修を終え法務部に配属された女性Fさん。上司Eさん（女性）が書類手続きのミスを指摘したり、会議の集合時間に遅れたりしたことを叱ったところ、突然泣き出して止まらなくなりました。以降、叱られるたびに泣き出すようになり、上司のEさんが産業医に相談に訪れました。他部署の社員複数にヒアリングすると、「あの程度の叱り方で泣くのは考えられない」などと言います。どのような支援が必要でしょうか…。

聞き手　こちらの事例はいかがですか?

廣川　今回の事例、部下も上司も女性です。最初に確認しておかないといけませんが、上司のEさんが指摘していることは正しいですよね。

手続きのミスがあるとか、遅刻するとかということが実際にあったわけですから。Fさんの側に問題行動があるということです。それについて指導しているということですから、「Eさんが正しい」ということを産業医の先生がまず言ってあげたほうがいいでしょうね。

そのうえで、一緒に対策を考えましょうという方向で、当面やっていったらいいと思います。今起きているのはEさんとFさんの間にあるこじれた感じですよね。特にFさん側からすると、トラウマみたいなことになっています。

聞き手　直接的な対決じゃないですけど…一対一の関係になってしまっている。

廣川　はい。だから問題行動といったものに対する予防措置を取るみたいな話し合いにならずに、感情的にこじれてしまっています。

先に結論めいたことをいうと、両者が頑なな関係になっていますから、この2人の間に別の関係者が入っていくのが望ましいですね。対決のような関係を続けることでリスクが大きくなりますから。例えば、このままいくとですね、上司のEさんはFさんが何かをやらかす度に叱って、Fさんが泣くみたいなことが続くことになります。

その先にどんな可能性があるかというと、Fさんのメンタルがやられてしまう危険性です。お医者さんに行って、適応障害（通常診断基準では、ストレスを受けてから3カ月以内に症状が現れ、ストレスの原因が消えた後6カ月以内に改善するとされる）などの診断がつく可能性があります。新入社員で入っていますからね。上司も含めた新しい環境に適応できていないということとかが理由になります。これに不眠や身体の不調とか、例えばお腹が痛くなるとか…。

聞き手　いろいろ症状が重なる感じでしょうか。

廣川　そうです。心身症みたいな、ストレスが身体の症状に出る可能性もあります。朝の遅刻、会議に遅れることなどもそうですが、だんだん会社に来づらくなるみたいなことも、このストレスがかかったことによって生じているとすると、適応障害といった診断がつく可能性は高まるでしょうね。

そうすると、この診断書を持って休みに入るみたいなことだってあり得ます。もう一つは、パワハラ。Ｅさんの指導の仕方というのは、指導を超えてパワハラではないかと。「だって私が泣いちゃうぐらい厳しく指導されたんだから。パワハラですよね」というふうにこのＦさんが訴えてくる恐れもありますよね。

Ｆさんが Ｅさんのパワハラを会社に訴えてきた場合、会社は Ｆさんの訴えを受理し、調査せざるを得ないでしょう。周りの同僚からすれば、「えっ、なんで」って感じで、Ｅさんにとっても違和感はすごくあるわけですが、今の時代はいったんメンタルやパワハラというキーワードが出ると、企業も腰の引けた対応をせざるを得ないことがあります。

聞き手　よく耳にする気がします。

廣川　そうなってしまうと大変です。そのためにも早めに、産業医や看護師、Ｅさんの上司、Ｆさんの同僚や同性の先輩とか、こういった二人を取り巻いている関係者のなかで、Ｆさんと

Eさんを仲介する、間を取り持つ人たちにどう動いてもらったらいいかというのを考えることがポイントですね。

Fさんには Fさんなりの言い分もあるかもしれない。その気持ちをきちんと聞く役割を、例えば産業医や看護師が担うとか、Eさんの上司にあたる課長さんぐらいの職位の人が、聞いてあげるとか、同期の人でも先輩でも構いません。誰かが傾聴してあげるということが大事だと思います。

プラスα、上司のEさんのフォローも必要です。Eさんも指導は間違っていないんだよと。しかし、Fさんの状況と性格や気持ちを考えたアプローチをこれから組織としても考えていくということを、Eさんの上司がEさんに丁寧に話をしてあげるということが必要かもしれないですね。先に挙げたリスクについてもEさんに説明してあげた方がいいと思いますね。…というふうに結構複雑な要素がいっぱい入っているケースでしたね。

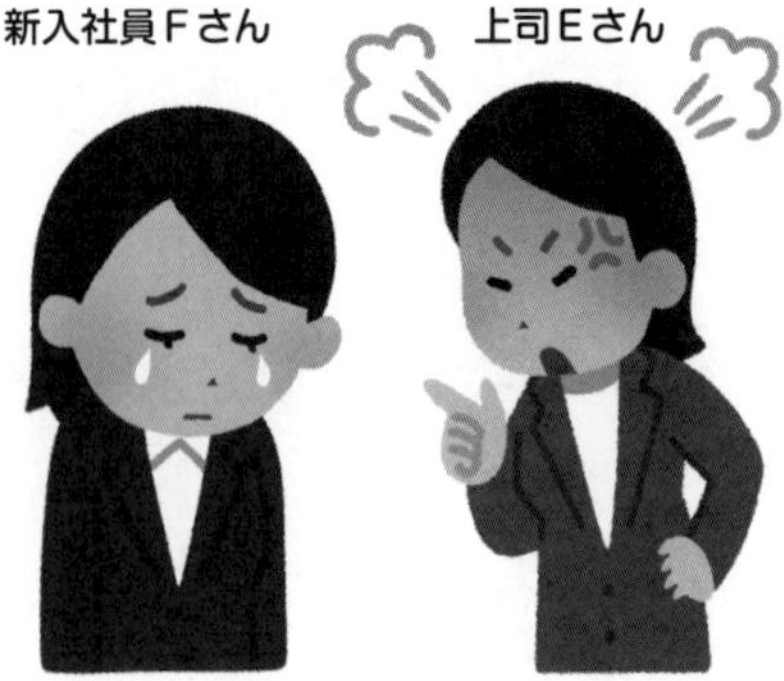

対応のポイント

Fさん、Eさんの関係がこれ以上こじれないよう第三者が介入する

絶対NGなこと

2人を感情的にこじれた関係のまま放置すること

20　検品ミス多発で発達障害疑う

注意しても反抗的な態度

4月からの異動で検品作業に従事している社員のHさん（30代）。先輩社員のIさんが上司に「Hさんは使い物にならない。チェックが甘くて傷や汚れがあるものも通している」と苦情がありました。「注意しても『聞いていません』と反抗的な態度を取る」ともいいます。

上司は「発達障害」を疑っていますが、穏便に解決したいと考えています。どうしたら良いでしょうか…。

聞き手　今回の事例はいかがでしょうか？

廣川　上司が「発達障害を疑っている」という箇所がありますけど、あまり最初から決めつけないほうがいいですよね。

まずは4月から（他の部署から）異動してきたHさんですけど、この異動の経緯に着目すべきですよね。Hさんはこれをどう捉えているのかという本人側の言い分、気持ちですよね。なんとなく異動に不服な感じとか、飛ばされた感を持っているかもしれない。実は納得できていないというわだかまりが、今回の仕事ぶりのちょっと不注意が多いとか、反抗的な態度とかの背景にもしかするとあるかもしれないですよね。

ですので、上司がHさんに異動の経緯と今の仕事についてどんなふうに思っているのかということ、本人の言い分と思いを聞いてあげるというのがひとつですよね。

もうひとつはやはり仕事の問題、業務そのものの指導です。「聞いていません」って言っているようだと、これは問題ですから、検品ということであれば、会社としてはどういうものをはねて外してほしいのか、何を通して何を止めないといけないのかというのを…。

聞き手　具体的にしっかり提示してあげる。

廣川　そうなんです。しかも、聞いていませんという言い方になるのを防ぐため、きちんと紙に書いたもので渡すとか、いついつこういうふうに具体的に伝えましたよねと指導した記録を残し、Hさんに会社側の要求水準を明確に伝えます。

それに対してHさんが例えば1カ月検品して、何個ぐらい漏らしがあるのか、本来止めなきゃいけないものを通しているのがどれぐらいあるのか、という結果をデータで示さないといけない。だから問題なんだと。月100個見逃しているのであれば、50個にとどめてくれというふうに要求水準、こうしてほしいという要望を、できるだけ数値化するんですね。

そのうえでまた1カ月後に50個に減ったのかどうか、減ってないじゃないかとか、あるいは50個に減ってよくやったねというふうに客観的に評価します。

今ちょっとこの先輩のIさんとHさんのコミュニケーションが、かなり感情的になっています。Iさんは、Hさんを注意しても反抗的な態度取ると捉えていて、感情的なこじれになりつつあります。

聞き手　そうですね。

廣川　まとめますと、気持ちと業務を分けて、仕事そのものでHさんのパフォーマンスがどうなのかということの検討と指導ということが重要になります。ですので、Hさんの気持ちを聞くということと、Hさんのパフォーマンスについて指導するという2本柱で進めるべきだと思います。

聞き手　絶対NGなことは？

廣川　最初から発達障害ではないかと決めつけてしまうことですね。しかし、Hさん特有の癖というか、集中力が持たないとか、発達障害の疑いから来る何かがあるかもしれませんから、その場合は改めて話し合うことが必要です。Hさんとよく話をして、何が得意で何が苦手なのかという業務の適性を明らかにしたほうがいいかもしれません。それで適性からいってチェックの仕事に向いているのか向いてないのかという判断もあるかもしれませんね。でも、発達障害の特性は多様で、自閉スペクトラム症などには、むしろ検品作業が向いているというタイプもいますので、これはケースバイケースだろうと思いますね。

※発達障害の種類は、73ページを参照ください。

対応のポイント

①上司がHさんの今の思いを聞いてあげる

②要求水準を具体的に伝えてその結果を客観的に評価し、次につなげてもらう

絶対NGなこと

Hさんを発達障害だと決めつけること

21 店長がバイトを怒鳴りつける？

「帰れ！」SNSで炎上

当社は飲食チェーンを経営しております。先日、お客様からお店で店長が従業員を怒鳴りつけている姿を見せられて、不快だとのクレームが来ました。1件だけではなく同じ店舗から複数寄せられています。また、お客様がSNSに投稿した動画には、店長らしき人物の声が録音されており、「やる気がないなら、帰れ！」と店内に響く大声が確認できました。人事部に調べてもらったところ、昨年に新しい店長が来た後、アルバイトが何人も辞めたことが分かりました。どうしたら良いのでしょうか…。

聞き手　こちらの事例はいかがでしょうか。

廣川　これは悩ましいですね。アルバイトをしたことありますか？

聞き手　あります。

廣川　店長の置かれている立場をどうお感じになりました？

聞き手　店長…ちょっと言いにくいんですけど、まあ、厳しい立場ですよね。いろんな不満とかも一手に受けないといけない立場かな、というふうに思いますね。

廣川　そうですよね。だから店長としては、アルバイトのマネジメントって結構大変だと思います。パワハラの案件も多いと思いますし、さらに今回のは、それを見ていたお客さんがＳＮＳに動画投稿したという本当に今時らしい事例ですよね。

聞き手　私がアルバイトしていた時代は、まだＳＮＳはそんなに流行っていなかったんじゃないかなと思います。

廣川　まずＮＧなことですが、ＳＮＳで動画がアップされ、ネット炎上につながり、Ｘ（旧ツイッター）などで飲食チェーンへの批判が拡散されたりすると、経営の人たちも一刻も早く鎮静化しないといけないと焦ってしまって、店長の方の言い分をあまり聞かずに安易に罰してしまうことですね。

店長だけを悪者にするみたいな、処分の仕方になりがちです。これだと公平性に欠いていますし、店長には店長の言い分があるかもしれないし、初動対応として非常にまずいです。

そのため、解決のポイントの1つ目は、客観的に、公平に、双方の言い分を聞くという事実関係の調査をきちんとやるということですね。ただ、バイトなので、誰に聞くのかということが問題になります。立て続けに辞めているというバイトを探して、「あの時の状況を聞かせてくれない」といったヒアリングも可能だったらやったほうがいいと思います。バイトの他にも社員がいれば、店長以外の正社員の人たちから状況を聞くとか。そういう方法もあると思います。ただ、結構ありがちなのは、バイト側にも要因があるケースです。何度も何度も同じ注意をしていても、職場のルールを守らないような場合です。

ですので、バイトの働きぶりはどうだったのかということもしっかりと聴取しないと、店長側としては、同じ注意をしていても守られないので、だんだん注意がエスカレートした結果、最後に堪忍袋の緒が切れて「やる気がないなら帰れ」という最後の一言につながったかもしれないからです。

聞き手　そこだけ切り取られているということがあり得るからですね。

廣川　その可能性があります。ですから、その一言だけを切り取れば、パワハラということになりますが、その発言に至るまでのやりとりのなかで、店長のほうにも事情があるという場合もあるので、そこを丁寧に聞いてあげたほうがいいだろうなと。

聞き手　双方の意見をしっかり聞くということですね。

廣川　そうしないと、店長が一方的に罰を受けるようなこと、十分に聞き取らないうちに処分を受けるようなことになると、今度はその処分に対する不服申し立てが起こって、店長が会社を訴えるという可能性もあり得ます。そういうプロセスをきちんとしておくというのが1つ目ですよね。

2つ目のポイントは、SNSで起きていることなので、拡散しているものを鎮静化する方向で、広報活動もフォローせざるを得ません。記者会見のようなことや、ホームページやSNS上での会社としての公式見解、例えば調査の結果、事実関係がこうで、ハラスメントに認定する・しない、認定した場合の処分状況とかを伝えるというのが2つ目ですかね。もちろん双方の個人情報に配慮しながら慎重にやらなければいけないことは言うまでもありません。3つ目は、再発防止対策になります。

マネジメントが昔以上に精神論ではきかないということですね。この「やる気がないなら帰れ」や「やる気を出せ」という台詞はよく聞きますよね。

だけど、何をしていいか分からないというか、「やる気をみせろ」というのがどういうことなのか？　昔だったら、その一言でなんとなく意思疎通ができて、がんばろうと思えるコミュニケーションがあったんですけど、今だと遅刻しないようにするとか、お客様にはこういう言い方で丁寧に話すようにとか、オーダーは間違えないとか、一つひとつの行動そのものについて具体的な指示のレベルで指導をする必要があります。精神論だとすぐエスカレートしてパワハラになりがちだからです。

聞き手　それはすごく大事なことだと思います。

廣川　ですので、適切な指導方法を研修させるなり、再発防止対策に積極的に取り組んでいきますといったことがＳＮＳで発信できると、「あそこのチェーン店なかなかやるじゃない」というふうに、ひどい出来事が起きたことに変わりはないのですが、窮地を逆手に取ってここまで改善できる会社なんだというように、信用の回復のチャンスとして前向きに捉えられると思います。

さらに現在、パワハラは法改正もあり、企業の対策も進んで来ています。今ちょうど第２ステージぐらいに入ってきています。パワハラをやった行為者、加害者を対象とした再発防止プログラムをいろいろとやり始めています。

ある会社では、行為者向けに１時間のカウンセリングを10回程度やっています。前半の４～５回は、本人サイドに立って、本人の言い分を聞きます。無念さとか、悪気があってやってないとか、その人なりに言いたいことがいっぱいあるわけです。それを全部呑み込んで処分まで受けてきた。そこで、カウンセラーが「あなたの言い分をちゃんと聞きます」と一生懸命聞いてあげて、会社組織に対する不信感といったものをまずは下げるというのがとても大事なんですね。

そのうえで、「今まであなたがやってきた指導法では、どうも通じませんよね」と。「今回みたいなことにまたなりかねないので、指導法そのものを変えていくということを一緒に考えましょう」と。このような再発防止の取組みがこれからトレンドになっていくと思います。

（参考）

２０２２年８月、大手飲食チェーンの店長が部下の社員にパワハラや、傷害を負わせていた問題で労災認定を受けたことが報じられた。同年４月から「パワハラ防止法」が全面施行されているが、業種や業態によって取組みに差があり、訴訟に発展する例も少なくない。

対応のポイント

①客観的に公平に双方の事実関係の調査をきちんと行う
②企業の広報などが調査結果や処分の状況を適切に発信する
③適切な指導方法を研修させ再発防止対策の徹底を図る

絶対NGなこと

店長の言い分を聞かずに一方的に罰してしまうこと

22　栄転した部長にクレーム続出

実行困難な計画示し　異動願い出す部員も

地方勤務から本社勤務に栄転した営業部の部長D（40代男性）。営業部の社員から、話し始めたら人の話を聞かない、怒りっぽい、また実行が困難な営業戦略を課すといった苦情を耳にするようになりました。実際、異動後の産業医面談で1時間一方的に話し続けることがありました。異動願いを出す部員までいます。どうしたら良いのでしょうか…。

聞き手　…という事例なんですが、いかがでしょうか？

廣川　こういう人いますよね。地方の支店で成績を伸ばして、それが評価されて本社に栄転してきています。だから、まだ40代で営業の部長ってやり手の人かもしれませんよね。しかし、部下の人たちは、高い営業目標で尻を叩かれて、部長は怒りっぽいし、人の話を聞かないということで社員が疲弊して、とうとう異動願いを出す部下が出てきましたということですけど、実際この段階でできることってあんまりない気がしますよね。

業績を上げての栄転ですから経営陣の評価や期待も高い。そうすると、うかつに注意すると、返り討ちに遭う可能性も、梯子を外されることもあり得ますから、例えば人事がこのD部長に注意するとなると、実際に何が問題なのかっていう前提となる事実ですよね。例えば、メンタル不調の人がどんどん出てきて休職していくとか、辞めていく人が多いとか、今みたいに異動希望の人がどんどん出てくるとか。こういった部として売り上げは伸ばしているかもしれないけど、そのメンバーのマネジメントとしてみるとどうなのっていうデータが具体的に必要ですよね。

その場合、人事から指摘することになるわけですが、おそらく人事部長ぐらいのポジションの人が、（休職者や退職者などの）データに基づいて「あなたのマネジメントで、こういうマイナスが起きているよ」っていうことを伝える感じでしょうか。

あるいはストレスチェックを毎年やっていると、そこの部署の年々のストレスの数値が蓄積されてあるわけですよね。これが前回の数値と、このD部長がやってきてからのストレスチェックの平均値と比べて、悪化しているとかですね。また、そのストレスチェックにハラスメントの項目が入っていたりしますので、はっきりその辺の点数が上がっていたりするとか。そういった明らかなマイナスのデータが出てきてからじゃないとなかなか手を出しにくいかな、とは思います。

聞き手　実績を上げていてもマイナスな結果が大きくなって来たら、やっぱりそこは考えていかなきゃいけないという感じですかね。

廣川　そうですね。目標達成も最初は元気よくやっているかもしれないけど、周りがバタバタと倒れてきて疲弊してくると、数字もそんなに伸びなくなるかもしれません。

あと、気になるのは、1時間一方的に話し続けているという……もともとこういうハイパーな人もいますが、躁状態が疑われるかもしれません。躁うつのうつは「山」と「谷」でいうところの谷に当たりますが、躁は山でハイな状態です。普段はそんなことないのにある期間だけハイパーになります。今、躁うつ病は、双極性障害といいますが、その可能性があるとすると、山谷がないと双極性障害といわないですから、谷の状態＝うつ状態があれば、メンタル疾患の可能性も視野に入ります。仮に、そうであったとしても、躁の状態は、元気が良いので普通はお医者さんに行きたがりません。

聞き手　そうなんですね。うーん。

廣川　だから調子が下がったときを見計らって、受診を進めるのはありだと思います。

聞き手　栄転してきたことでプレッシャーを感じている可能性もありそうですよね。

廣川　そうです。なのでD部長のプレッシャーを下げるというのはすごく重要です。D部長の上司の営業本部長辺りが、「D部長も最初からそんなに飛ばさなくていいよ」と言ってくれる人ならいいですが、抜擢した人だったりすると、むしろどんどんプレッシャーになりますから。そういう事情を踏まえると、健康診断のデータを活用するのが良いかもしれません。血糖値や血圧の高さとか、何かしら本人が心配なデータがありますから、保健師や看護師がそういったデータで「ちょっと気になることがあるからお話できませんか」って呼んで、D部長の相談に乗る機会にします。話したい困りごとを聞いてあげて少しガス抜きをすることができます。

また、さっきも話しましたが、ストレスチェックの集団分析の結果から、部署の数値を平均値などと比較して所属長にフィードバックをすることを多くの会社で実施しています。だからD部長に「営業部のデータについてちょっと話し合いたい」と言って呼んでフィードバックする。だいたいカウンセラーが対応しますから、「こういう大変な数字なんですけど」と言ってそこでD部長を責めるのではなく、「日々のD部長のお仕事大変ですよね」という労う系のフィードバックを心掛ける、というのが

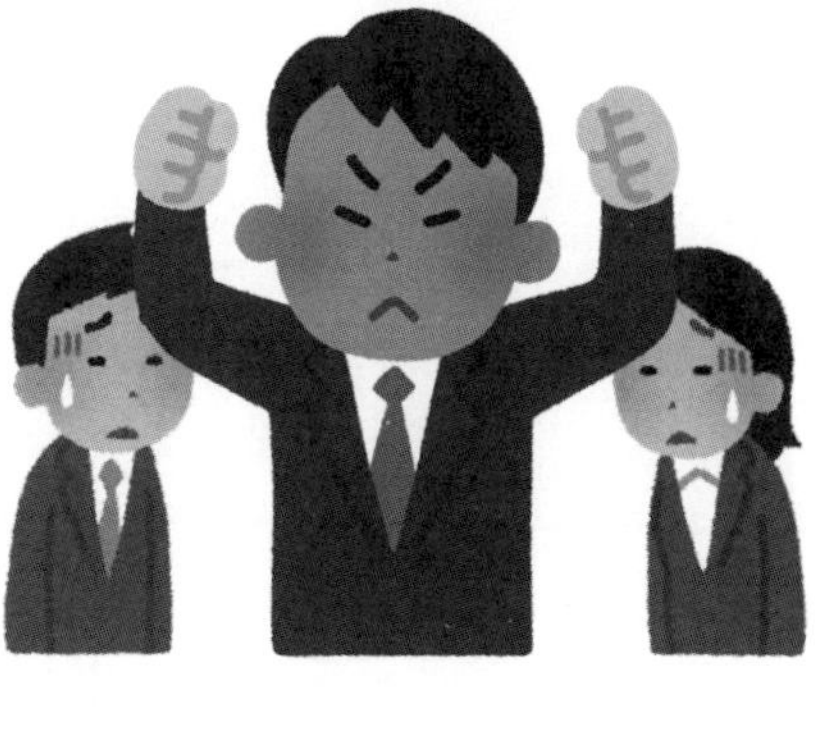

ポイントです。
絶対ＮＧなことは情報源を話すこと。「Ｄさんの悪口を誰々が言っていました」みたいなことがＤ部長の耳に入ると、その人がかなり不利益を被ることになりますから。

聞き手　そうですね。余計に大変なことになりますよね。

廣川　そこはＤ部長に絶対話さないというのが大事ですね。

対応のポイント

①Ｄ部長のプレッシャーを下げる
②健診データに関する話を口実に保健師などがＤ部長の相談に乗る
③ストレスチェックの結果を踏まえながら労いのフィードバックを

絶対ＮＧなこと

情報源についてＤ部長に明らかにすること

23 コロハラでうつ病に？

バイ菌扱いされ診断書提出

夏にコロナになった従業員がいます。持病があったため入院し、1カ月後に復帰しましたが、社内で「バイ菌扱いされ差別された」として、うつ病の診断書を提出してきました。コロナ後遺症で咳が数カ月続いたため、周囲の同僚が過剰に不安がり、「あいつだけずっと在宅勤務にできないか」と総務に対応を求めていたことや、勝手に本人の机を消毒していたことが判明しました。どうしたら良いのでしょうか…。

聞き手　こちらの事例はいかがでしょうか。

廣川　もうコロナ禍も随分変化してきたと思いますけど、あなたはどうですか、生活は？

聞き手　そうですね……ちょっと（コロナに）慣れてきたなというところが正直なところなんですが、もともとそこまで人といつも会わないといけないとか、出かけないといけないというタイプではなかったので、かえって少し楽になったかなというところがありました。

廣川　反対にコロナ前から大勢で飲んで騒ぐことで発散できるタイプの人ほど、家にずっと一人でいなきゃいけないことで寂しさとか、孤独感が増しているなんてことも聞きます。ですので、この間いろいろと変化するなかで、人それぞれの状態になっているんですけど、今これが「コロナハラスメント」という新しいハラスメントとして表れてきています。何でもハラスメントってつける風潮の一つではあるんですけど。略してコロハラです。

聞き手　ちょっと可愛いらしい語感ですね。

廣川　そうですね。コロナ禍で感染の心配とか不安とか、ずっと外出できないことのイライラとか、ストレスとか怒りとか、いろんな気持ちが鬱積してそれで、「コロナがうつったらどうしてくれる」といったように、この相談者みたいに持病があったりすると、感染者とか陽性者とか濃厚接触者とか、こういう人たちに対しての過剰な反応ですかね。噂があったり、バイ菌扱いとか、過剰反応みたいなことが起こって、コロナハラスメントっていうことになるんですね。

要は、二次被害です。コロナ感染そのものの被害ではなく、その周辺の対応から来る二次被害に位置づけられます。そこで、絶対NGなことというのは、職場の周りの人たちの一部の大きな声だけを聞いて、本人の言い分を聞かないで、「じゃあ悪いけどもうちょっと家にいてほしい」「会社に出てこないでほしい」というふうに一方的に隔離してしまうみたいなことは避けないといけないということです。

ご本人の言い分もきちんと聞いてあげたり。うつ病の診断書を提出してきましたとありますけど、この診断書を出して本人としてはどうしたいのか、何を伝えたいのか。といったことをよく本人と話し合ったほうがいいですよね。

このコロナハラスメントに対する解決策としては、基本ですが、やはり職場でのコロナ対策の方針やルールを改めて明示して徹底するっていうのが重要です。

三密の対策とかですね。産業医、看護師、衛生管理者といった人たちでもうすでに作っていると思いますが、今回の事例のような過剰な反応が出てくる背景にはさっきみたいに不安感とか、そういうものがあって生じるわけです。

職場の心理的安全性という言葉が今流行っていますけど、心理だけじゃなくて、職場の身体も心理も含めた安全性の確保ということに会社がしっかり取り組んでいる——というふうに改めてこのメッセージを伝えることで、職場の人たちの不安感を減らし、安心感を増やすということが対策の柱になるだろうと思いますね。

聞き手　はい。なるほど～。

廣川　もう一つは、個別の相談を受ける先を設けることです。例えば、感染者をバイ菌扱いして差別してしまうといった過剰に不安がる人たちのはけ口というか、その不安の内容をきちんと聞いてあげる相談先ですね。頭ごなしに否定したりとかしないで、不安とかがベースにある人の話をしっかり聞いてあげられるように、まぁ上司も人事もね、少し聞いてあげるとか、社内の相談室とか、あるいは産業カウンセラー協会とか、契約しているＥＰＡとか電話相談とか社内外の相談機関でこういうコロナにまつわる心配とか不安のガス抜きみたいなことも紹介してあげるって言うのもありだと思いますね。

聞き手　このハラスメントの被害者側も加害者側も、お互いに不安を抱えているということを踏まえて、解決を図っていくということでしょうか。

廣川　そう、両方に対してのケアが必要だと思いますね。

対応のポイント

①改めてコロナ対策を徹底し、その内容を明示する
②社内外の相談先を紹介する

絶対ＮＧなこと

周囲の社員の声だけを聞いて、本人の言い分を聞かないこと

24 テレワークでメンタル不調増加

新入社員が心療内科に

当社は全社員を対象にテレワークを実施しています。特に出勤する必要はなく、オフィスは会議室がメインで、フリーアドレス制です。コロナ禍になって、突然メンタルヘルス不調の社員が増えました。例えば、新入社員のCさん（20代女性）は、気分が落ち込むことが多くなり、心療内科に通うことになったといいます。中途採用の社員にも同様の傾向が生じています。どのような支援が必要でしょうか…。

聞き手　今回の事例はいかがでしょうか？

廣川　コロナ禍になってリモートワーク、在宅勤務の頻度が多くなったことによって、メンタルヘルス不調になる社員が増えているということですが、これ実際本当に増えてきているんですよね。なかでも、今回の事例にある新入社員とか中途社員とか、職場に新しく入ってきた人たちっていうのは、以前のリアルな出勤の時であれば、歓迎会のような直接触れ合うなかで、職場の一員となっていくという過程があったんですけど、それがほとんどないままにいきなりリモートワークになってしまっているわけです。そうすると、すでに職場の人間関係がリアルな環境でつくれていた人たちであっても、ＺｏｏｍとかオンラインになったＦ際によく起こる、間接的なコミュニケーションの取りづらさが生じたりするのに、新入社員や中途採用の社員は、ある時、突然、Ｚｏｏｍの画面中にポッと表示されて、間接的なやり取りがあるだけですから。その職場の仲間としてなかなか受け入れられてないんじゃないか、という心配が拭い切れない面があるんです。それは新入社員からも中途の社員からもやっぱりよく聞くことですよね。そうなると、例えば、新入社員なんかは特にそうですけど、仕事のやり方が分からないと、リアルだったら隣の先輩に「〇〇について教えてください」って、その都度聞いていたのに、いちいちメールやチャットといったテキストメッセージを打ち込む必要がある。ひと手間かけないと相手の手を煩わせずに質問することはできないってなりますよね。

聞き手　だんだん気になってくると聞きづらくなってしまいますよね。

廣川　あんまり頻繁だとなんか相手に迷惑をかけているんじゃないかとか、考えをある程度まとめて、質問を1日何回にしようとか。聞かれた側も聞かれた側で、「説明は1回だけだからね」みたいに返す人も時々いたりすると、新しく入った人もプレッシャーでなかなか質問できないっていうこともよく聞きます。

改めて言いたいのが、雑談ってすごく重要だということ。リアルな職場だと、仕事中に机の近い者同士で無駄話をすることがあります。あれは関係を円滑にする緩衝材みたいなもので大事なコミュニケーションだったんですね。Ｚｏｏｍの会議だと9時〜10時といった区切りで画面も切れますから、私はそれを「のりしろがなくなった」って言っています。会議の前後の例えば10分ずつぐらいは、仕事に関係のない「昨日こんなことあったね」みたいな自分のプライベートの話を少し紹介し合う雑談を取り入れている会社もあります。今回の事例のCさんは、おしゃべりとか愚痴とかがないなかで、ストレスが溜まってしまって、今困ってることについての気持ちとかを誰にも相談できなかったのかもしれない。

聞き手　そうですね。少しずつ吐き出していくこともできないですもんね。

廣川　なのでＮＧなことは、放っておいて時間が解決とか、慣れるだろうとか考えて何も手を打たないことです。コロナ禍のリモートワークが多くなった際の部下のマネジメントは、新しいスタイルが必要です。部下のコンディションとか、今どんなことを考え、どんなことに迷っているのかとか、こちらから積極的に聞きに行く。聞きに行かない限り個々の実態の情報は上がってこない。元気がない、顔色が悪いなとかが分からないと思います。必要なのはリアルの欠陥を補うコミュニケーションですね。さっき言ったようなウェブ会議の前後に少しプライベートな話をするとか。なるだけ一対一でCさんと上司が話せるような時間を作って、そこでは仕事に関係ないような話題もちょっと気軽に話せたらいいですね。これもあんまり押しつけるとまたハラスメントだと言われるので注意が必要ですが。聞いてはいけないことをいろいろ聞いてしまったりとか。

聞き手　あんまり話したくない人もいるかもしれない。

廣川　そこは両者の関係を見ながらですけど、そういうチャンスはつくったほうがいいでしょうね。それから本人からしてもオンラインになると9時5時で仕事が終わらせられないっていうか、限りなく仕事をやってしまう人がいますよね。

聞き手　真面目な人とかだと余計に。

廣川　成果をきちんと出して認めてもらいたいけど、それがよく見えないために、なんとか形にしたいというのをすごくプレッシャーに感じて、夜中までやったりとか。リアルよりもむしろ労働時間が増えてしまった人とか。だから、そのオン・オフの切り替えを自分のなかでしっかりできるようにしたいですね。仕事の時はこのパソコン、遊びになったら部屋を変えて休憩時間とか、夜はその仕事のコーナーには行かないとか。環境的なことや物理的なことで切り替えられるように。服をあえてパジャマに着替えるとか。そういうのも含めて個人がセルフマネジメントでやっていかないといけないところかなと思いましたね。

対応のポイント

①部下のコンディションを上司から積極的に探る

②上司と部下が一対一で話せる機会を設けて気軽に雑談を仕向ける

③オンとオフを環境を変えるなど工夫して切り替えてもらう

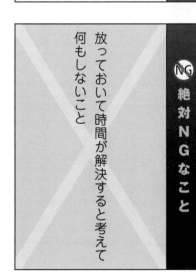

絶対NGなこと

放っておいて時間が解決すると考えて何もしないこと

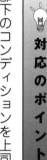

25　セクハラで取引先から訴え

社内には同様の休職者も

当社の役員が取引先の従業員の女性からセクハラで訴えられました。役員が事実と認めたため、自宅待機を指示したのですが、社内の従業員の女性から「出張中にホテルの部屋に誘われた」「触られた」などと、相談窓口にいくつもの被害証言が上がってくるようになりました。そのなかには体調を崩して休職中の者も含まれています。解決を図るにあたって気をつけるべき点、また被害者にはどんな支援が必要でしょうか…。

聞き手　こちらの事例はいかがでしょうか。

廣川　はい。まずは手短にＮＧなことを述べます。当然ですが、これらの相談を隠ぺいしてしまうことですね。被害証言をもみ消そうとしたりとか、それが基本ＮＧなことですよね。事態はもっとややこしくなって、悪いほうに行きます。

ですから、今回のような訴えがどういうふうに明らかになったかは書かれていませんが、今後の流れとしてはまず調査委員会を立ち上げることになります。役員が事実と認めたため自宅待機の状態ってなっていますけど、双方から具体的な話を聞くことが必要になるわけです。通常、調査委員会が加害者、被害者に公平な聞き取りをしますが、肝心なのはそのメンバーの人選ですよね。調査委員会のメンバーは相手が役員でもあるため、事実関係をきちんと調べて忖度せずに報告できるようなポジションの人、または性格の人を選ぶ必要がある。プラス社外の人も入れる。第三者委員会をいきなり立ち上げるほどではないにしても、少し社外の目を入れて客観性を担保するということですよね。

聞き手　なるほど。外部の視点があったほうがいいということですね。

廣川　それで聞き取っていくなかで、しかもセクハラの聞き取りってかなり具体的に聞かないといけないので、そのときに起こりがちなのは二次被害です。「あなたも脇が甘かったんじゃないか」とか「あなたの側にも落ち度があるんじゃないの」といった、本人にも非があるかのような発言です。調査の過程でそういうことが起こりやすいので、絶対そういう発言をしないように調査者に言っておきます。これが絶対NGなことですかね。

聞き手　はい。社内でも被害が出ているようですが、社外との取扱いに違いはあるでしょうか。

廣川　そう、2つを分けて対応する必要があります。まず取引先の女性からの訴えがありましたが、これに社内の #MeToo（ミートゥー=セクハラ告発運動）的な被害証言がいくつも上がってきました。ですから、こちらの証言についてもこれを黙殺・無視したりしないで、個々の証言をきちんと聞き取り、最初の取引先の女性からの訴えの調査とは別に調査委員会を立てたほうがいいと思います。案件の内容や発生の時期も異なりますし、相手の立場も違うことを考慮してのことです。社内の被害には別途調査委員会を立ち上げて、社内における独自性とか独立性を保って調査を進める。そのうえでその結果については、社外のケースもそうですけど、こういう調査をやってセクハラ認定される・されないといった判断と、それに応じた処分までを本人に開示する。

以上のように、取引先の女性と社内の女性にきちんと伝えるということが重要になりますし、心のケアと言う前にやっぱりこういったセクハラの訴えに対して、会社としては最大限の誠意と公平さをみせて調査し、セクハラの事実認定がされたら処分までしているということがいえることがとても大事です。

聞き手　そうなんですね。調査のプロセスから結果までをきちんと示して、誠意のある対応をみせることが鍵になるんですね。

廣川　役員や幹部などの偉い人を処分する場合、そこで非常にバイアスがかかることが起こりがちなんですが、仮に処分が甘かったときに、今だとＳＮＳとかに広がったり、もっと外部の機関に助けを求めたり、訴訟になることも起こり得ます。ですので、企業のリスクマネジメントで考えたときに、社内特有のバイアスをなるだけ避けることも重要になります。あと、社内の被害者たちのなかに体調を崩して休職中の方もいましたので、そういう人には（セクハラによる体調不良を証明することを求められますが）、労災の案件としても考えられますので、労災申請も可能だということをお伝えするのも必要な支援かと思いますね。

対応のポイント

①調査委員会を立ち上げて調査し、結果や処分をきちんと本人に伝える
②会社として最大限の誠意を見せて対応することが大切
③休職者には労災申請を含め伝えることも必要な支援に

絶対NGなこと

①セクハラの相談をもみ消す、隠ぺいするような行為
②相談者にも非があったなど、二次被害となる発言をする

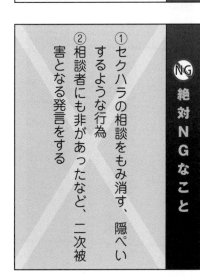

26　同性愛バラされ体調不良に

上司の注意なく不満に

最近、休みがちになった入社3年目のAさん（20代男性）。保健師がその理由について尋ねたところ、同性愛者であることを同僚のBさんにバラされ、ショックで体調を崩しており、医師の診断書もあるとのことでした。Bさんに悪気はなかったそうですが、Aさんは内緒にするという約束を破られ、上司も何も注意しなかったとして、会社の対応によっては法的措置を取ると言っています。どうしたら良いでしょうか…。

聞き手　今回の事例はいかがでしょうか？

廣川　難しいですよね。この問題はなかなか。

聞き手　最近、増えてきている話でもあるのかなと思います。

廣川　仰るように、今このＬＧＢＴがかなり注目を集めてきています。カミングアウトも少しずつ出てきていますが、今回の事例はカミングアウトではなくて、むしろその秘密をバラされたショックで体調を崩しているということです。歴史的な経緯をお話しますと、ある時期まで精神疾患の中にＬＧＢＴが入れられ、「心の病気」として扱われていた時代がありました。現在はすべて除外されています。要するに、性的なアイデンティティーの問題ですよね。自分が男なのか女なのかっていうようなことは、多様性の中で理解すべきだというふうに変化してきたわけです。

聞き手　変わったことだと理解しないということですかね。

廣川　そもそも病気ではないし、その人の中で性を選ぶのは自由だっていうのが原則ですよね。しかし、現実はまだまだ社会的な理解がそこまで進んでなかったりとか、カミングアウトした後に差別されてしまうとか、そもそもカミングアウトするかしないかは大きな問題でしょう。

これは家族にも言うかどうかだけではなく、就職活動の時に言うべきかどうか、さまざまな場面でカミングアウトの問題が生じます。このため、ＬＧＢＴの人たちは、ストレスを抱えやすく、メンタル不調になりやすいという実態があります。社会環境も含めてどうしても悩むこと、葛藤することが多いので。

聞き手　そうですよね。繊細な問題だと思います。

廣川　はい。ですからＬＧＢＴそのものよりも二次被害というか、二次的な障害としてのメンタル不調が問題になります。適応障害とか、うつ病みたいな気分障害とかですね。これらの発症率が高くなっている。

このAさんもショックで体調を崩していて、診断書があるということですから、まず会社としてはメンタルケアを考えたほうがいいかと思います。カウンセラーや看護師、保健師といった産業保健スタッフがこういったケースを理解したうえでケアしてあげるというのがまず大事なポイントだと思いますね。

聞き手　やはり特別扱いはしないようにしていかないといけないですよね。

廣川　そうですよね。その一方で、Bさんは悪気はなかったんでしょうが、結果として秘密をバラしてしまった。AさんはBさんに対してやっぱり非常に怒っていますよね。まず約束を破ったBさんが問題なのは当然なんですが、さらに会社も訴えるみたいな話になっています。けれど、直接的にはこのBさんの問題といえます。BさんがAさんを傷つけたわけですから。訴えるとしたらBさんをまず民事でということになると思いますが、こういった事例で会社がどこまで責任を問われるのかというのは不透明です。まだ事例が少ないんだろうと思います。

加えて重要なのは、プライバシーの保護です。AさんがBさんにバラされたことを上司が何も注意しなかったとありますが、それどころか一緒になって言いふらしていたりしていたら、会社としては問題になるかもしれません。機微な個人情報について本人の了承を得ずに暴露する「個の侵害」に当たりますから、ハラスメント防止の観点からAさんの人格や尊厳を守るうえでどれくらい教育したりしているかとか、そういう部分は問われる可能性があります。
また、もし今後このAさんが自分がLGBTだということをカミングアウトして、会社の中でさまざまな配慮をしてもらうことを求め始めると、今度はカミングアウトしないと配慮は受けられないので、その辺りのセンシティブな個人情報の扱い方と、会社がどこまで配慮できるのかということのバランスに問題が移ります。本人のプライバシーを尊重しつつ、配慮も必要になると言うと、一見矛盾するように聞こえますが、これも重要な点です。

聞き手　まずはAさんの心のケアやサポートがすごく大事になってくるということですね。

廣川　ですから、NGなことは、この少し広がった噂ですよね。周囲の人たちがみんな「あの人は○○だって」と言って差別的な言動を行わないように、会社としては徹底してハラスメントやLGBTに関する基礎的な教育や研修を実施する必要があるでしょうね。事例化

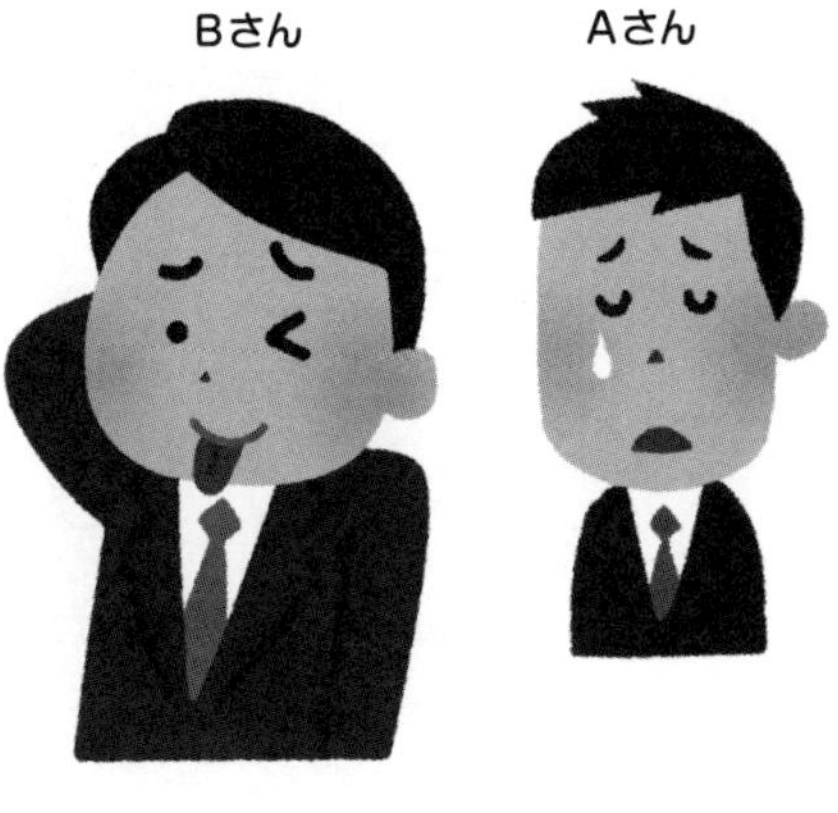

した後にそれをやっていない、怠っていたとなれば責任を問われるかもしれません。

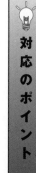

対応のポイント

①Aさんのプライバシー保護とメンタルケアを大切にする
②一般的な考え方として制度や仕組みを見直していく

NG 絶対NGなこと

社内の差別的な言動を放置して、教育や研修を実施しないこと

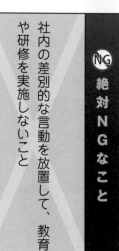

27 テレワークで夫婦仲悪化

家事や子育てめぐり争い

当社でテレワークが定着するようになって2年が経ちました。近ごろ、業務内容とはあまり関係のない私生活上の不安やトラブルの悩みが、健康相談の窓口に寄せられていることが分かりました。産業医に聞くと、典型的なのは夫婦仲の悪化だそうです。夫婦でテレワークの場合、一緒にいる時間が多くなり、家事や子育て、介護などをめぐって争いが増える傾向があるそうです。どうしたら良いでしょうか…。

聞き手　こちらの事例はいかがでしょうか。

廣川　はい。コロナ禍以降、リモートワーク、テレワークが増えてきており、こういった問題、相談が多い印象があります。

聞き手　最近のというか、タイムリーな相談ですよね。

廣川　家族で一緒にいる時間が多いのは、普通はハッピーなことと思われますが、なかなかそうではない家族もあったりします。お互いがほどよく仕事に行ってて、接触の時間がむしろ限られてるほうがある程度平和だったと改めて気づくとか……。

聞き手　逆に今までは気づかなかった。

廣川　そうですね。それが一挙に顕在化した。そもそも仲の悪い者同士がずっと顔を突き合わせていると、不満を言い合うことになりがちです。それからDVとか虐待の件数も増えていますよね。ですから、結構深刻なテーマでもあります。まずNGなことから考えると、会社がどこまで社員の家庭の個人的な問題に関わるかという面があって、過度に干渉したりとか家庭の中の問題に踏み込み過ぎることに注意を促したいですね。あくまで職場でできる改善策とか措置を一緒に検討していくというスタンスを守ることが大事だと思います。

聞き手　その問題自体を解決しようとしないほうがいいんでしょうか。

廣川　そうですね。夫婦の問題にはあまり踏み込まないってことですよね。さっきみたいにDVなどが裏にあったりすると、なかなか複雑で根深いです。ですから、解決のポイントのひとつ目は、社内に相談機関があれば、そこで相談者が話す家庭での辛さみたいなことをきちんと傾聴してあげることが重要になります。たぶん夫婦仲が険悪な状態になっても、身近に愚痴を聞いてもらえる関係がない。緊張関係から解放されず、家庭内が居心地悪くなっている。そんな時に社内のカウンセラーや看護師が相談に乗って、愚痴の聞き役になることでガス抜きになるという役割は大きいと思います。

それは基本ですが、話の内容がもっと深刻な問題の場合は、やはり専門の相談機関を紹介できるように少しリストアップしておくことや、ＥＡＰ（従業員支援プログラム）なども含めて相談先を紹介してあげるというのが２つ目になります。

３つ目は、「職場でできる配慮は何かありますか」って本人に聞いてみることです。今だと就業場所の支援でニーズがあります。自宅と会社の中間ぐらいの最寄り駅の周辺ぐらいにあるレンタルスペースや、コワーキングスペースで仕事ができるようにするとか。ああいった小さなスペースだと閉所恐怖症の人は大変だと思いますけど、狭い方が落ち着くという人もいますから。

例えば、それらのレンタル料などの一部を会社が負担できないかとかですね。公平性を考えると、特定の人だけにとはいかないでしょうから、会社も同じようなケースが複数あるとした場合に、福利厚生の一環として取り組むのも有効だと思います。定期代の支給を止めて、通勤費を実費精算していれば、その分を回すといったコスト面の合理化もできます。

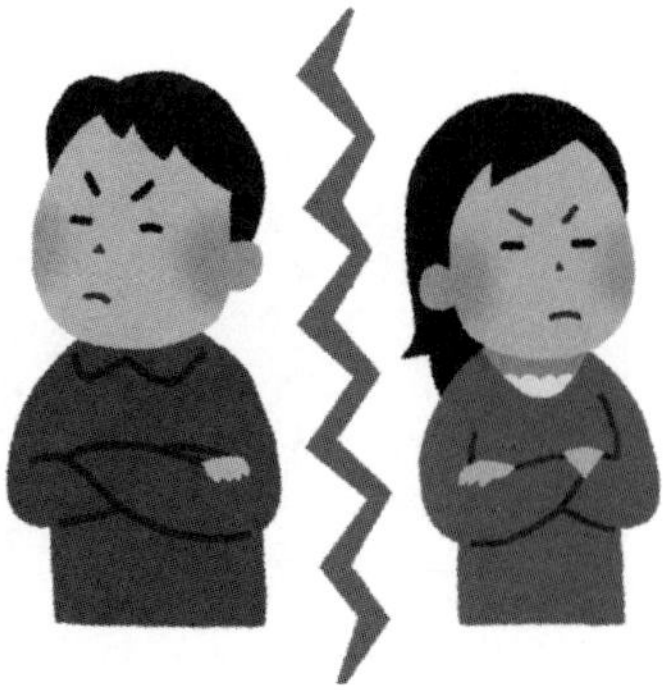

聞き手　テレワークは維持しつつ、自宅以外でも仕事ができるように取り組むことも考えていくってことですね。

廣川　今後もコロナにかかわらず、コロナが終わった後も、リモートワークという流れはある程度定着するというのを前提に、いろいろな可能性を考えた方が良いかと思います。

対応のポイント

①社内のカウンセラーなどの傾聴してもらう体制の整備を行う
②専門の相談機関を紹介できるようあらかじめリストアップしておく
③サテライトオフィスなど自宅以外の就業をサポートする

NG 絶対NGなこと

過度に干渉したり家庭の問題に踏み込みすぎない

28　パワハラ受け休職後復帰の注意点

残業なしとの主治医の助言

上司からのパワハラと長時間労働が原因でうつ病になり、半年ほど休職していた30代男性の社員が現職復帰しました。なお、上司は関連会社に異動しています。当社は広告代理店で、クライアントを相手に、就業時間外でもこまめな連絡・折衝が必要な場面が多々あります。基本残業なしでしばらくは就業させるとの主治医の助言がありましたが、どういった点に気をつければ良いのでしょうか…。

聞き手　今回の事例はいかがでしょうか？

廣川　広告代理店でパワハラと長時間残業というなかなか難しい問題です。ここにはパワハラサバイバーの復職支援という観点があると思います。例えば、このケースは、上司は関連会社に異動ということでしっかり処分されているから、この方が戻ってもそこにいないけど、実際には結構いる場合もありますよね。

聞き手　そうですよね。特に小さい会社だと…。

廣川　席はちょっと離れているけど、上司がいたりするとなおさらパワハラの記憶が蘇ってきたりしますし、このケースだと上司はいませんが、例えば他の上司が社員を怒鳴っている声を聞いただけでもうフラッシュバックしたりすることもあるわけです。

聞き手　トラウマみたいになっているんですね。

廣川　そう、トラウマ。深刻な場合はトラウマになっていることもあります。だから普通のうつ病からの復職よりもさらに難しいです。ですから、主治医が残業時間なしというのを復職の条件にしていますが、これは守るのが当然ですし、戻し方としてもかなり慎重にやらないと再発のリスクが高いですよね。広告代理店の業界ですと、残業時間とか就業時間が相当不規則で、長時間労働になったり、クライアントの都合もありますから、この時間帯だけにしてくれって主張するのも難しい。

聞き手　そうですよね。相手側の都合がありますもんね。

廣川　現実は結構厳しい面があるのは事実なんですが、主治医の意見書に復職の条件として配慮すべき事項があったにもかかわらず、それを会社が守ってないということになると一発アウトですよね。

もし、うつ病が再発した際のその責任は、安全配慮義務という形で会社のほうにかかってきますから。少なくとも会社は主治医の助言どおり、残業と休日出勤はさせていませんという実態をしっかりと作っておかないと何かあったときに問題になります。ですので、絶対ＮＧなことは、主治医の言ったとおりにやっていないということです。

それから解決のポイントですが、さっきも言いましたように、本人が職場に戻ったときにどんなことを感じているのかを汲んだ対応が求められます。怒鳴り声一つでも記憶が蘇ってくるようなことがありますから、職場環境上の配慮も必要になります。

また、復職後の仕事量と本人の状態も事細かにチェックするのがベストです。その都度その都度本人の仕事の量を増やしていくわけですが、例えばクライアントの会社を以前は30社受け持っていたのを最初1カ月は1社からやってみようかとか。段階的に負荷を通常勤務に戻していって、元の業務量に回復させていくのがセオリーなんですが、一段階一段階上がっていくときに「1社担当してどうだった」と面談で感触を尋ねます。それで大丈夫だと判断したら「次から3社ぐらいに増やしてみようか」というふうに進めます。でも、3社に増やしたら結構しんどくなったということが起こり得ます。そのときに少し止めるとか、しばらく様子を見るとかというふうに、非常にきめ細やかな復職の支援が、割と長期間にわたって必要になります。しかし、実際は、復職させた後は放っておかれるケースも多いんです。

聞き手　やっぱり本当は廣川先生が仰られたように、細やかなサポートをしながら、徐々に普段の仕事に戻っていくという流れが大事になってくるんですね。

廣川　その一方で、復帰した本人がやる気満々の場合に対応が求められる課題があります。

休職していた人が戻るとき、ものすごく頑張ろうと無理をすることがあります。今までの遅れを取り戻そうとか、これまで職場に迷惑かけていた分も貢献して返したいと思って、前のめりになってしまうことが多いんです。ですが、そのせいで潰れてしまうことも多いです。無理が祟ってしまうんですね。

さっき言いましたように、仕事の質と量を少しずつ増やしていきながら、加減を見ながら増やしたり、減らしたりというふうに調整していくのを半年ぐらいはかけたほうがいいと。本人が「もっと増やしても全然大丈夫です」と言っていたから、最初の1社から1カ月で急激に増やす場合があり得ます。ひょっとしたら「30社やれます」と自信満々で答えるかもしれません。しかし、そんな簡単に復帰できるものではないし、再発の恐れが常にありますから、「そんなに無理しなくていいよ、最初から飛ばさなくていいからね」って言ってサポートする人が必要です。

この辺は保健スタッフがいれば、看護師、保健師、産業医になります。産業医の面談だと復帰した後でも定期的に月1回は実施するとかルールを決めたほうがいいですよね。こういう人の場合は。そんなところがポイントじゃないでしょうか。

対応のポイント

①主治医の意見を会社はしっかりと守る

②産業医による面談など定期的なケアをする

絶対NGなこと

主治医の言ったこと（残業させないなど）を守らないこと

29 空気が読めないトラブル社員

取引先で上司に意見

当社は卸売業です。入社1年目の社員Aが研修を終え、営業課長と取引先を回ったとき、お得意様に割引の提案をした課長に「ルール違反ですけど大丈夫ですか」と言って怒らせたそうです。また、Aが赤いネクタイに黄色いYシャツだったため、「派手すぎる」と役員が注意したところ、服装は自由と就業規則に書いてあったと反論してトラブルになりました。周囲の空気が読めず、他の社員との衝突が多いです。どうしたら良いのでしょうか…。

聞き手　こちらの事例はいかがでしょうか。

廣川　そうですね。今、こういう人が多いと言われていますけど……。課長さん、怒ってしまっていますよね。

聞き手　そうですね。怒っています。

廣川　まあ無理はないんですが。今Aさんははてなマークになっています。

聞き手　なぜ怒られたかが分からないんですね。
廣川　そうです。なぜ怒られたかが分からないんです。でも普通は、この状況で怒られるのは無理もないと思いますが、Ａさんみたいなタイプは、正論ありきなんですよね。
聞き手　そうですよね。あくまでルールを守っているはずなのにという主張ですもんね。
廣川　そうです。割引きを個別に交渉してはいけないとか、就業規則に書いてあるとかって完全にルールですよね。なので、ルールに照らし合わせると、これは上司が間違っているということになる。Ａさんとしては、全然何を怒られているか分からないと思うんですよ。間違っていることを間違っていると言っているだけだ、という感覚なんです。
一方では、関係性を読むのが苦手。課長と自分、新入社員と課長、役員と自分とか、こういう上下の関係の中で、日本の職場などでは特に配慮が必要になるわけです。偉い人がいるときはちょっと丁寧に話すとか、ソフトな言い方に変えるとか、こういうことが基本的に不得意です。しかも、そもそも人情に配慮するのが難しいわけですよね。人情というか人の気持ちですが。相手の気持ちを察するみたいなことがなかなか難しい。ここでこんなことを言ったら相手が気分を害するかなとか、そういう想像が働かないんですよね。
ですので、今課長とＡさんは平行線なんです。まずＮＧなことは、今この課長が怒っていますが、頭ごなしに怒ったり叱ったりしても問題は解決しません。もちろん、課長の側の気持ちはよく分かります。課長からしたら顧客の前で恥をかかされたと思いますから。瞬間的に怒っても仕方ないと。でも、Aさんは今言ったように、なんで怒られているかが分からないから、いくら怒っても効果的ではないわけです。

だから、そこを少し解説してあげるというのがポイントになります。顧客から見ると、目の前で課長と自分が言い争うような状況になったわけです。同伴した新入社員からいきなり「課長、ルール違反ですけど、大丈夫ですか」と言われるやり取りを見たら、顧客は「この会社大丈夫なんだろうか」というふうに心配したり、最悪の場合、発注が取り消されてしまうかもしれない。……というような視点がAさんに欠如しているわけです。

ですから、課長がAさんに話すべき内容は以下のようになります。「君の言っていることは間違いじゃない。確かに（交渉の内容は）すれすれのところだ。だけど、それは後で会社に帰ってからおれに言ってくれ。お客さんの目の前でもめてるみたいな姿を見せたら、発注を失ってしまうかもしれないよね」――というような詳細に踏み込んだ解説です。そういう解説を入れてあげるということになります。

聞き手　つまり、こういった正論とかルール通りということを、すごく気にするわけですよね。そんなところを変えようとするのではなくて、なぜ怒らせたのか、そこでの発言が問題なのかところを具体的に解説してあげないといけないということなんですね。

廣川　そうですね。しかも、一つひとつ解説していきながら改善していくという感じになります。それで100％普通と同じになるのは難しいかもしれませんが、一つひとつこういう状況でこんなふうにすると、みんなにこんな影響があるんだということは学習してもらったほうがいいですよね。

だから、もっと適切に表現すると「コミュニケーションのスキルとかアプリケーションが入っていない」感じ。そういった見方をしてあげたほうがいいです。おそらく本人にも悪気はないわけです。別に課長をやっつけようとか、役員をやっつけようという考えは毛頭ないわけですよね。だけど、コミュニケーションの中で必要になる臨機応変に対応する能力、杓子定規に○か×かとか、白か黒かというようなことだけでは処理できない、柔軟性のあるコミュニケーションスキル、アプリケーションがインストールされていないんです。学ぶ機会があまりなかったということなんでしょう。ですから、仕事を通じてこのアプリケーションをインストールしてあげるつもりで、広い心で育ててい

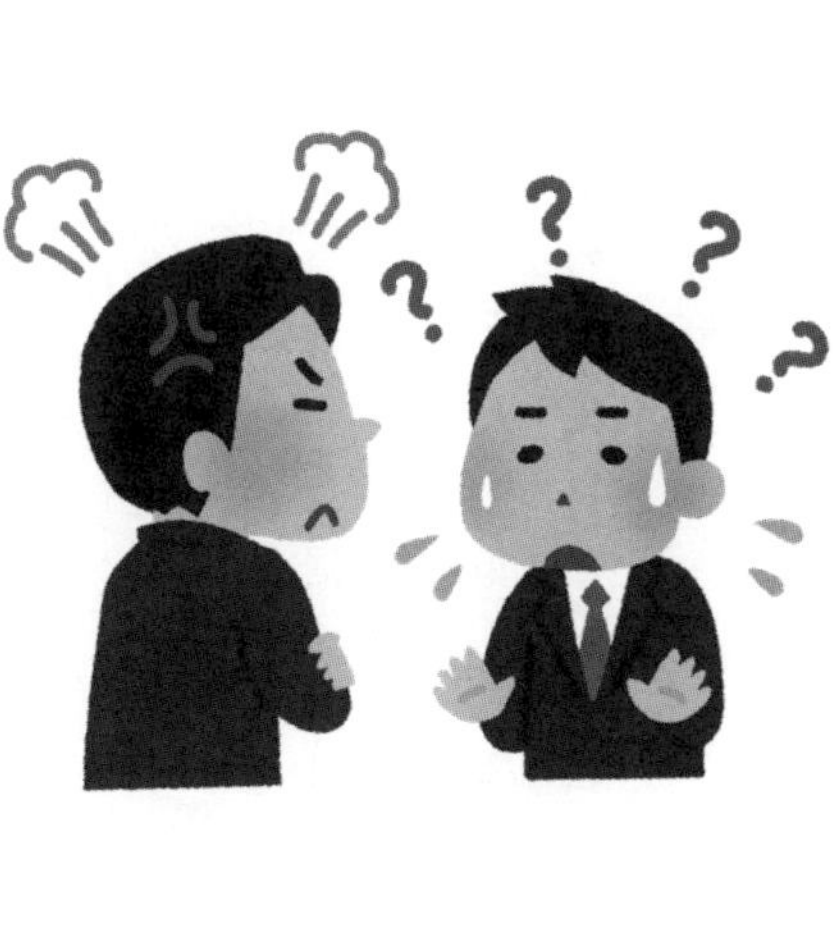

くということも必要ではないかと思います。

とはいいながら、もう少し中期的に見ると、営業とか接客とか、対人の臨機応変な仕事がAさんのようなタイプには難しいところがあることを視野に入れる必要があります。むしろ経理とか法務とか、こういった関係のなかでむしろ揺るがしてはいけない業務、1円たりとも赤字は赤字だし、違法なことは違法なことというような原理原則、ルールに照らし合わせて、○か×かという判断を関係性で変えてはいけない業務がありますよね。監査などもそれに当てはまります。

社内でもそういう仕事で専門性を学んで、能力を生かしてもらい、あまり人との関係性のなかで判断が変わることのない仕事、前述の原理原則やルールが重視される業務に従事させるといいんじゃないかと思います。

聞き手　特性が生かされる可能性があるという感じでしょうか。

廣川　そういうことですね、適材適所ということですね。

対応のポイント

①なぜ顧客がいる前で指摘するのがいけないのか解説をしてあげる

②コミュニケーションスキルやアプリが入っていないという見方をする

③関係性ではなく原理原則が重視される経理などへ異動も検討

絶対NGなこと

頭ごなしに叱ること

30 持ち場離れる社員に困惑

上司が注意しても直らず

製造ラインで仕分けを担当している中途採用の社員ですが、持ち場を頻繁に離れるため、ベテラン社員から苦情が寄せられました。トイレやタバコ休憩などを理由に、30～40分に1回は作業場からどこかに行ってしまい、アルバイトに話しかけたり、ブラブラ構内を歩いている姿が目撃されています。上司が注意しても直りません。ただ、本人に聞くとサボっているわけではなく、じっとしていられないようです。どうしたら良いでしょうか…。

聞き手　こちらの事例はいかがでしょうか。

廣川　サボっているわけじゃなくてじっとしていられないというふうに本人が言ってますよね。だから、こういった「多動傾向」って呼んでいいと思うんですけど、エネルギッシュに動いてしまうということですよね。

聞き手　この仕分けというのは、じっとその場から動かずに行う作業だから、本人の傾向と合わないのでしょうか。

廣川　そうです。真逆ですよね。じっとして集中して、ミスをせずにしっかりとやらなければならない仕事と、むしろじっとしていられないタイプの人とでは対極ですからね。本人も多分、辛いと思います。

ここで絶対NGなことは、厳しい対応を取ることです。上司から見て、さぼっていると感じると、厳しく注意して「ちゃんと仕事をしろ」というふうになると思います。もちろん、きつく言わないといけないこともあると思いますけど、この場合は、本人の性分ですから。多動傾向のある人に対する歩み寄り、理解をしてあげる心配りが必要になります。例えばですが、離席禁止みたいな「じっとしてろ」といった指示をしたとしても、多分じっとしていられない性分なんです。ですので、かえって禁止による反動が来て、タバコの本数が増えるとか、同僚といきなりケンカを始めるとか、他のところにもっとマイナスの影響が生じてしまう可能性がありますよね。

聞き手　今の状態だとちょっとほかの方にも迷惑がかかってくるような状況ですよね。

廣川　仰るとおりです。周囲の人々も困ってしまいますよね。製造ラインという業務の性質上、みんなで一緒に仕事を進めるものですから。ですので、解決のポイントとしては、離席禁止というふうにゼロにするのではなくて、他の人も席を離れてタバコを吸いに行ったりトイレに行ったりすることは、多少あることを踏まえたうえで、例えばですが、離席も午前中3回、午後3回までとか、1回の離席は10分以内とするとか、具体的な制限を設けてあげて、本人にその制限を守らせる。一定のルールの範囲で離席してもらうというのはどうでしょうかね。

聞き手　それで改善というか、やりやすくなる可能性はありますか？

廣川　そうでもしないと、周りから「何であいつだけほっとかれてるんだ」みたいな不満も出るでしょうからね。

聞き手　さっきの話に戻りますが、仕事とこの方の特性が合ってない状況というのは、もう少しその前の段階でどうにかならないのでしょうか。確か、この方は中途の採用ということなんですが、最初の採用の時点で分かってあげるというか、そういったアプローチは難しいのかなと思うんですけど、いかがでしょうか。

廣川　多動傾向の人は、やっぱり1カ所に長くいられないので、履歴書などをよく見ていくと、割と仕事や勤務地を転々としていることがあります。1年ぐらいで会社を変わったり、勤務地が東京から広島に行ってその後が札幌で、間に1回、上海が入っています、みたいな。しかも、それに一貫性がないという。職歴もものすごくバリエーションがあったりして、なんでこの職業からこの職業に行くんだろうかっていうふうな、思いつきで動いているみたいなことが多いので、採用の側面で考えると少し履歴書を丁寧に読むと、多動傾向が見えてくるかもしれませんね。

聞き手　そうやっていろんなところに行けるというのも、特徴の一つというか、強味になることもありますよね。

廣川　だから、多動ってある意味ものすごく行動力がある、実行力があってフットワークが良くて、そういうプラスの面もあります。ですので、例えば、この工場の中でそういった特性に見合った業務をあてがうことができればベストですよね。今は、じっと同じ場所で集中し処理しなければならない仕事ですけど、仮にその工場の中を動き回るような仕事。物品を配達するとか、動かすとか、フォークリフトがあるなら、フォークリフトの資格を取らせて、運転を任せてみるとか。そういった常に移動を伴う、動き回るという機動性が仕事に直結していれば適性があると思います。工場の中でも、動き回ることを苦にしない多動タイプの人に合った仕事を探してあげることができると、解決につながるかもしれませんね。

聞き手　その方に相応しいお仕事内容だとか、時間のルールを決めるとか、そういった工夫でやりやすくなるかもしれないということですね。

廣川　はい。そういうことになりますね。

対応のポイント

①離席の回数や時間に制限を設けてそれを守らせるのが良い
②工場の中でも動きのある仕事を探してあげる

絶対NGなこと

離席禁止などの極端な措置

― ― ― *Profile* ― ― ―

廣川　進（ひろかわ　すすむ）

1959年､東京生まれ。現在､法政大学キャリアデザイン学部教授(文学博士)。

日本キャリア・カウンセリング学会（旧・日本産業カウンセリング学会）初代会長。公認心理師､臨床心理士､シニア産業カウンセラー､2級キャリア・コンサルティング技能士、海上保安庁メンタルヘルス・惨事ストレス対策アドバイザー・パワハラ防止対策委員。

出版社に約20年勤務し、雑誌編集、人事、衛生管理者、ヘルスケア等の担当業務を経験して2001年退社。その後、大正大学臨床心理学科教授として13年間､臨床心理士を養成する傍ら､海上保安庁､国立国会図書館、千葉県庁（復職支援プロジェクト）等の官公庁や民間企業で心理カウンセラー、職場メンタルヘルスのコンサルタントとして勤務してきた。海上保安庁、警察大学校、警視庁、県警や企業でのメンタルヘルス、モチベーション向上等の研修講師、ストレスチェックの組織分析のフィードバック等も行っている。

第1章　対談相手

東川　麻子（ひがしかわ　あさこ）

株式会社OHコンシェルジュ代表取締役。医学博士。産業医、労働衛生コンサルタント。日本産業衛生学会専門医・指導医。幅広い分野での産業医の経験がある。

これで解決！シゴトとココロの問題

2023年 12月11日　初版

著　　者　廣川 進

発 行 所　株式会社労働新聞社
〒173-0022　東京都板橋区仲町 29-9
TEL：03-5926-6888（出版）　03-3956-3151（代表）
FAX：03-5926-3180（出版）　03-3956-1611（代表）
https://www.rodo.co.jp　　pub@rodo.co.jp

表　　紙　オムロプリント株式会社
印　　刷　株式会社ビーワイエス

ISBN 978-4-89761-957-6